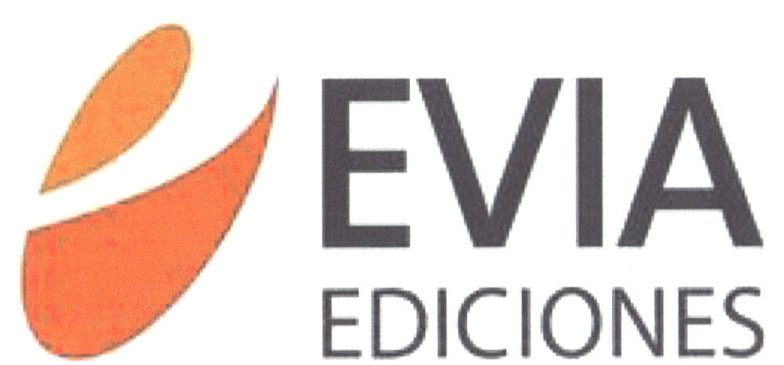

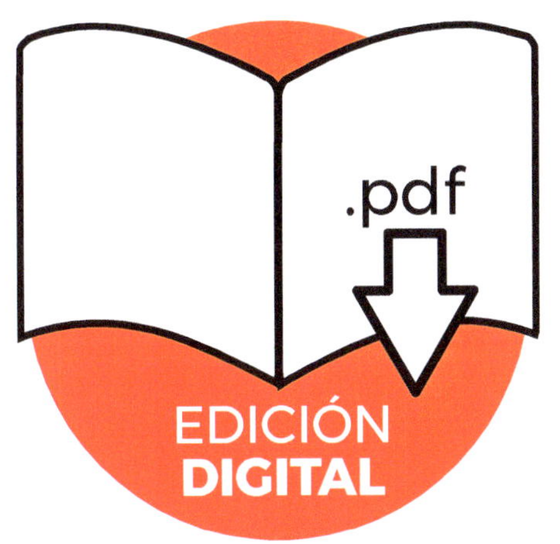

EDICIÓN DIGITAL

EVIA EDICIONES
ES PROPIEDAD DE EDICIONES VISUALES ALBERDI S.A.
BUENOS AIRES - ARGENTINA
www.eviatienda.com

A PINTAR

MÁS PROPUESTAS, MÁS MODELOS Y MUCHOS TIPS PARA HACER DEL MAQUILLAJE UN HOBBY DE TIEMPO COMPLETO O, POR QUÉ NO, UNA ACTIVIDAD CON SALIDA LABORAL.
EN ESTE NÚMERO, LE OFRECEMOS MODELOS SENCILLOS PARA HACER EN UN EVENTO CON GRAN DEMANDA; TRABAJOS MÁS ELABORADOS Y HASTA UN BODY PAINTING QUE CONSTITUYE UN VERDADERO DESAFÍO. EN CADA DISEÑO ENCONTRARÁ EL PASO A PASO CON FOTOS, LOS PINCELES Y ACCESORIOS NECESARIOS. PARA MODELOS MÁS INQUIETOS, PREFIERA LOS DISEÑOS SIMPLES, QUE SE RESUELVEN EN POCOS PASOS Y DEJE LOS MÁS TRABAJOSOS, PARA QUIENES "AGUANTEN" MÁS TIEMPO CADA PASO, COMO LAS DIOSAS DEL AGUA Y LA TIERRA. PARA LOS VARONES, LAS PROPUESTAS SON MÁS EXPEDITIVAS: UN MAORÍ QUE SE HACE CON TRAZOS SIMPLES O UN MONSTRUO.
PERDURABLE AUNQUE FÁCIL DE SACAR, ESTE ARTE EFÍMERO LE DARÁ MUCHAS SATISFACCIONES. ¡A PINTAR, ENTONCES!

SUMARIO

MAQUILLADORAS

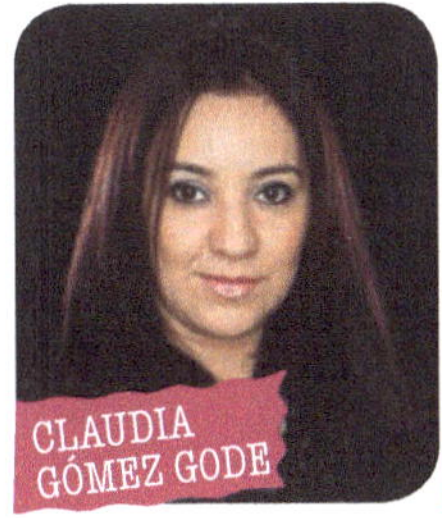

CLAUDIA GÓMEZ GODE

Profesora de arte, maquilladora artística profesional, body painting, disertante nacional e internacional, productora de eventos sociales. Mendonza.

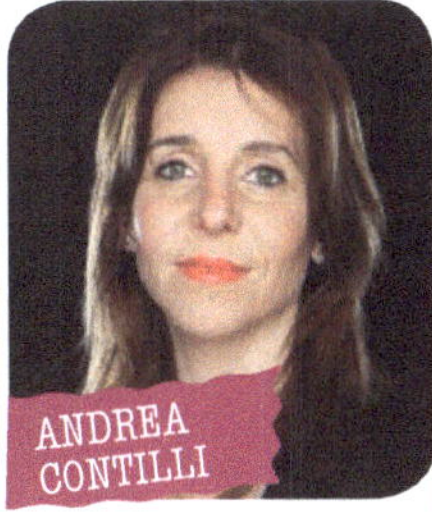

ANDREA CONTILLI

Maquilladora profesional. Capacitadora especializada en maquillaje artístico, efectos especiales y body painting. Santa Fe.

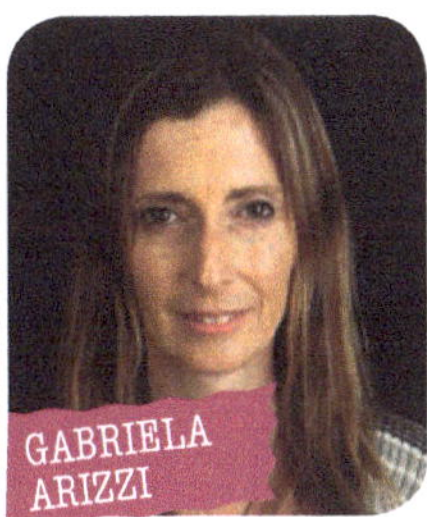

GABRIELA ARIZZI

Técnica en diseño y promoción publicitaria. Maquilladora artística y social. Docente de artes plásticas y de maquillaje. Body Painter.

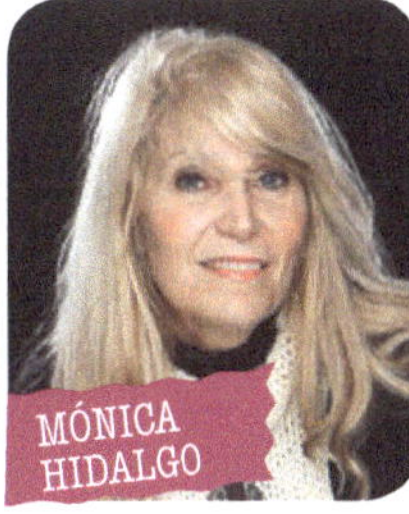

MÓNICA HIDALGO

Artista plástica, diseñadora gráfica, muralista, profesora de artes visuales, maquilladora teatral y social. Buenos Aires.

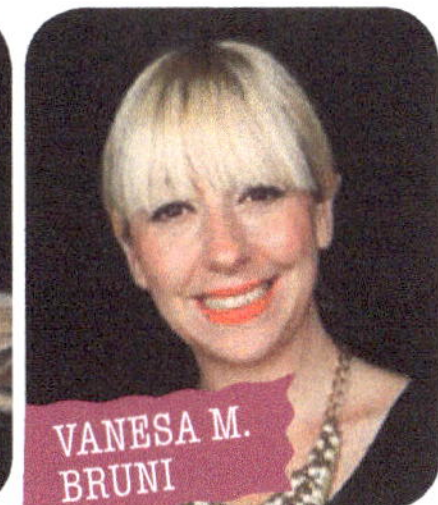

VANESA M. BRUNI

Egresada del Instituto Superior de Arte del Teatro Colón en caracterización teatral. Docente del Taller de Maquillaje y Pelucas en el C.C.G.S.M. Docente en su escuela de Arte de Maquillaje Teatral. Buenos Aires.

GENERALIDADES

PARA QUE LOS TRABAJOS QUEDEN COMO LOS QUE PRESENTAMOS, ADEMÁS DE PACIENCIA Y UN POCO DE PRÁCTICA, ES NECESARIO TENER EN CUENTA LOS CONSEJOS DE LAS ESPECIALISTAS.

ANTES

▶ El maquillaje debe aplicarse siempre sobre el rostro y cuello limpios, libres de cremas u otros maquillajes.

▶ Tanto el/la maquillador/a como el/la modelo deben estar cómodamente sentados.

▶ Nunca debe maquillarse sobre heridas.

DURANTE

▶ Siempre se debe sumergir el pincel en agua y emulsionar el color de maquillaje que se va a usar.

▶ Utilizar la esponja de goma espuma o látex para cubrir grandes superficies o realizar las bases.

▶ Es fundamental lavar bien los pinceles con agua cuando se cambia de color.

▶ Evitar que el maquillaje o el gibré entre en los ojos.

▶ Utilizar esponjas y pinceles bien limpios. Para ello se debe usar agua, jabón y antiséptico.

▶ Aplicar gibré cuando la pintura aún está fresca. Se recomienda además el uso de un pincel o bien la yema de los dedos. Otra opción es humedecer el pincel y aplicar el gibré directamente sobre el rostro.

▶ Para trazar líneas finas, es recomendable practicar antes sobre la mano. En estos casos, se deberá utilizar un pincel fino y que termine en punta, tipo liner o delineador.

DESPUÉS

▶ Lavar el rostro con abundante agua y jabón para retirar la pintura, utilizar algodón si el niño o niña tiene los ojos sensibles. ¡EL MAQUILLAJE SE RETIRARÁ MUY FÁCILMENTE!

1. BASES - CONSEJOS ÚTILES

Las bases de color se aplican muy fácil y cubren uniformemente la piel, siguiendo estas técnicas:

▶ Aplicar con un pincel ancho o una esponja de goma espuma o látex (apenas humedecida) la cantidad suficiente de maquillaje acuarelable, con el fin de que el color se vea intenso y uniforme.

▶ Usar la esponja dando pequeños golpecitos suaves sobre el rostro. Este modo de aplicación asegura un maquillaje más uniforme y cuidado.

▶ Maquillar primero las áreas más grandes del rostro, como frente y mejillas. Luego, aplicar alrededor de la boca y la nariz. Por último, cuando la esponja tenga poco maquillaje, aplicarla suavemente alrededor de los ojos –que deben permanecer cerrados– y sobre los párpados.

▶ Dejar secar el maquillaje de la base antes de aplicar otro color.

2. MAQUILLAJE LÍQUIDO

Para acompañar la nueva tendencia mundial de pintura corporal y facial con aerógrafo (bodypainting), Pintafan ha desarrollado las tintas líquidas, un producto de cobertura perfecta y homogénea para esta técnica. De alto rendimiento, resistencia y flexibilidad. Ideal también para fotografía publicitaria y tecnología HD. Su consistencia es también perfecta para la aplicación con esponja y/o pincel. Es necesario agitarlo muy bien antes de utilizarlo. Se presenta en los colores primarios (lo que permite formar el resto de los colores), más blanco, negro y metalizados. Se retira con agua y jabón.

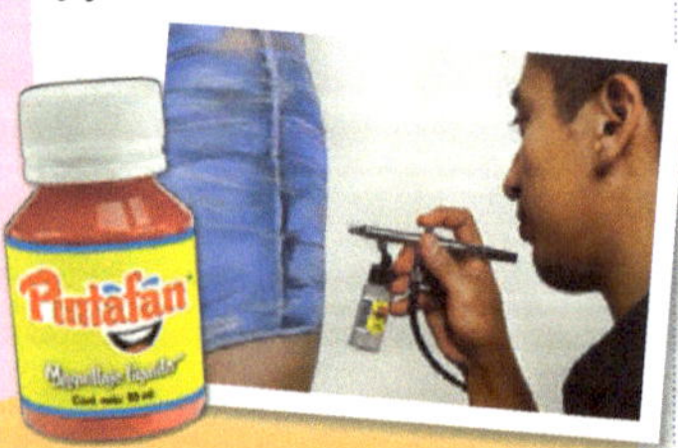

TIP Es fundamental mantener bien cerrados los frascos para evitar la deshidratación. Si esto pasara, se puede compensar agregando unas gotitas de agua hasta lograr la consistencia original.

ES IMPORTANTE QUE EL/LA MODELO CIERRE SUAVEMENTE LOS OJOS Y RELAJE SU CARA COMO SI ESTUVIERA DORMIDO/A, PARA QUE NO SE GENEREN PLIEGUES EN LA BASE DE MAQUILLAJE.

3. MAQUILLAJE ACUARELABLE

Puede utilizarse tanto para dar bases con esponja, como para realizar delineados o detalles de precisión con pinceles.

Es de gran poder cubritivo y rendimiento: con un pote de 2 g se pueden pintar con pincel hasta diez caras completas y, con un pote de 9,2 g, hasta cincuenta. Sobre una paleta, hidratar con agua el maquillaje hasta lograr la consistencia deseada. Se aplica con esponja o pincel sobre la piel y generalmente alcanza una sola pasada. De no ser así, se puede rectificar la proporción de agua/pintura.

Se retira fácilmente de la piel utilizando agua y jabón.

Existe una amplia variedad de colores que pueden mezclarse para lograr la tonalidad deseada. La paleta de colores se compone con 20 colores brillantes y 4 colores flúo. Se presentan en set de 2 pastillas, set de 4 pastillas, e individuales de 9.2 g.

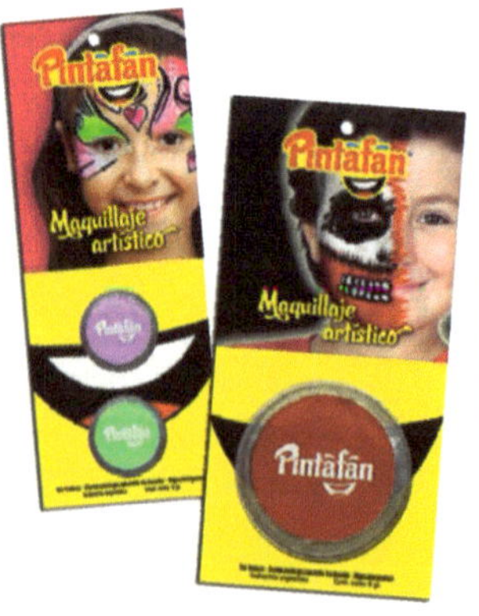

4. MAQUILLAJE CREMOSO

Se trata de una línea de colores con consistencia cremosa al agua, lo que marca una diferencia sustancial con las líneas tradicionales que suelen ser aceitosas y de difícil remoción. Dentro de la línea existen 7 colores plenos, 4 colores flúo que brillan con luz ultravioleta y 4 colores metalizados ¡Se pueden mezclar unos con otros! De gran rendimiento y excelente cobertura, los colores plenos servirán para maquillar aproximadamente unas 80 caras completas.

Importante: al ser un producto listo para usar, NO debe agregarse agua. Trabajar directamente con pincel o esponja húmeda, para que se integre mejor la pintura. Se retira con agua y jabón. Presentación: potes de 50 g y pomos de 10 g.

TODOS LOS COLORES SE PUEDEN MEZCLAR. ES CONVENIENTE CONTAR CON UNA PALETA O RECIPIENTE LIMPIO PARA HACER LA MEZCLA.

ESTOS MAQUILLAJES NO MANCHAN LA ROPA PORQUE NO TIENEN LA CAPACIDAD DE TEÑIR TELAS. SI QUEDARA RETENIDO ENTRE LAS FIBRAS, LAVAR LA PRENDA CON JABÓN SUAVE Y AGUA FRÍA

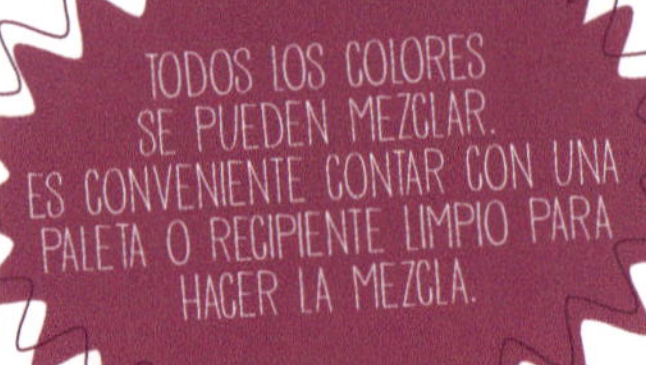

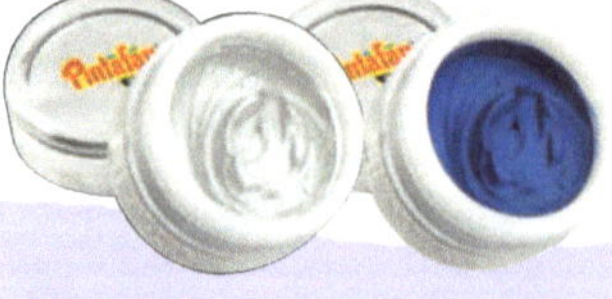

APLICAR EL MAQUILLAJE ES MUY SENCILLO...

¡se pueden usar los dedos y también utilizar sobre el cabello! Es hipoalergénico y no tiene perfume.

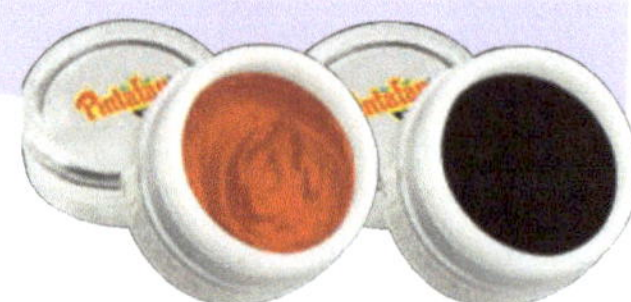

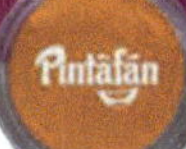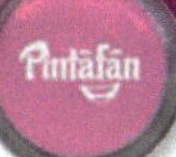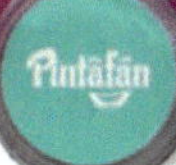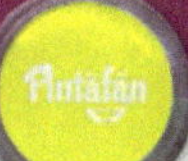

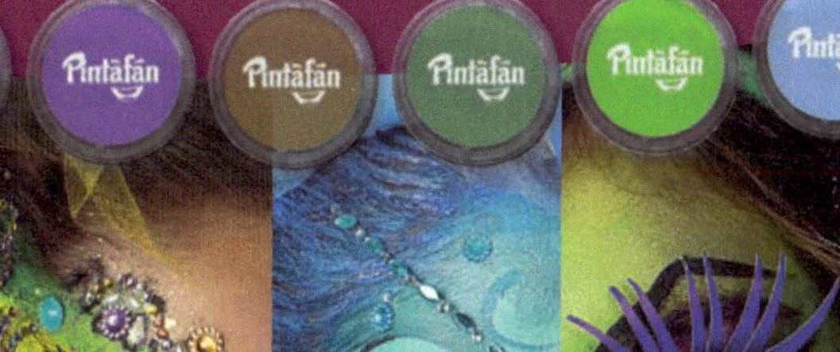

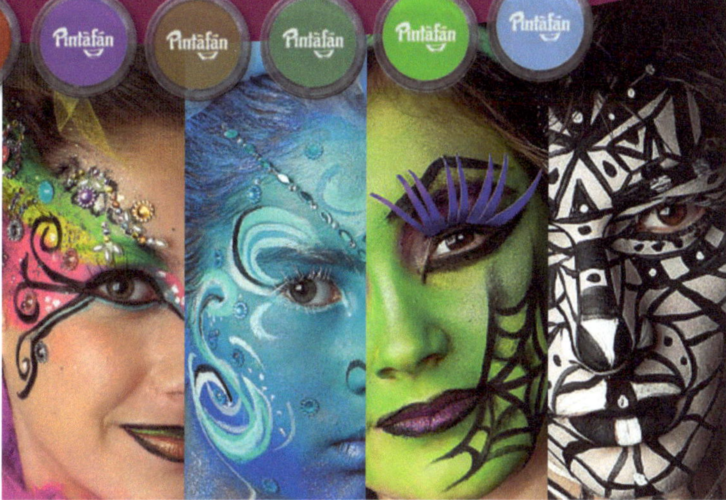

MAQUILLAJE BRILLO EN LA OSCURIDAD "GLOW IN THE DARK"

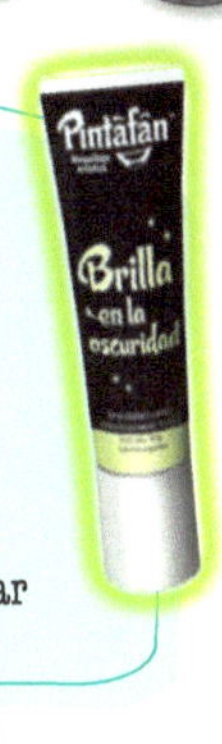

Animate a utilizar tu creatividad para lucir diseños en la oscuridad o con luz ultravioleta.

Nuevo producto con formulación de última generación, cumpliendo con las más estrictas normas de calidad. Se aplica directamente con el pomo aplicador para lograr el diseño. Para que el efecto sea más intenso en la oscuridad o con luz ultravioleta, recomendamos proporcionar buena cantidad de producto. Para retirar lave la zona suavemente con agua tibia y jabón.

---

5 · MAQUILLAJE EN BARRA PARA EL CUERPO

Línea de maquillaje en barra para el cuerpo, ideal para trabajos a mano alzada y rápidos, sin necesidad de utilizar pincel. Nuevos colores brillantes se suman al blanco, negro, metalizados, dúos y flúo. ¡Son geniales para divertirte en las fiestas! Recordá que los colores flúo potencian su luminiscencia con la luz ultravioleta.

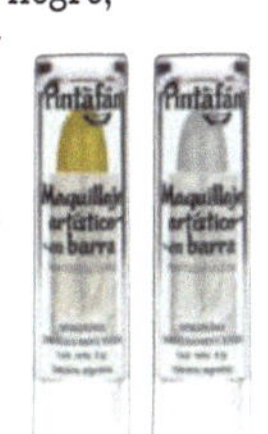

MAQUILLAJE CREMA EN POMO

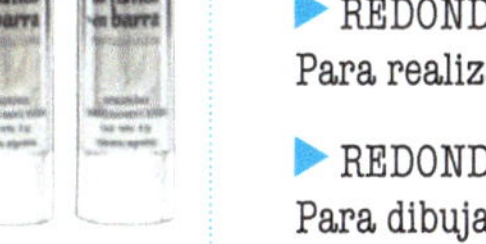

Colores: blanco, negro, amarillo, azul, rojo y celeste.
Colores flúo: amarillo, rosa, verde y naranja.
Metalizados: oro y plata.

MAQUILLAJE EN BARRA DÚO PARA EVENTOS DEPORTIVOS

Se trata de dos tonos en un solo producto. Fácil de aplicar y apto para todo el cuerpo.
Combinaciones de colores: azul/amarillo; rojo/blanco y blanco/celeste.

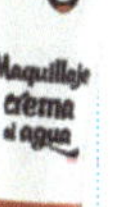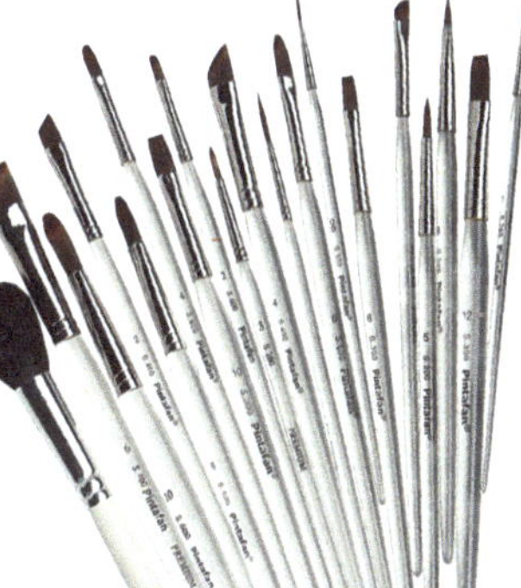

6 · PINCELES MÁS UTILIZADOS

Recomendamos utilizar pinceles sintéticos ya que son más resistentes al agua. Te contamos en qué secuencia del maquillaje se debe utilizar cada pincel.

▶ **LINER**
Para delinear

▶ **REDONDO Nº 2**
Para realizar luces y sombras.

▶ **REDONDO Nº 4**
Para dibujar.

▶ **REDONDO Nº 5 y 6**
Para rellenar.

▶ **CHATO**
Para perfilar.

PRODUCTOS AL AGUA

Todos los productos de esta amplia línea de maquillajes, al ser al agua, pueden mezclarse entre sí para lograr distintas texturas y colores. ¡Animate a probar!

7 · ESPONJAS PARA MAQUILLAR

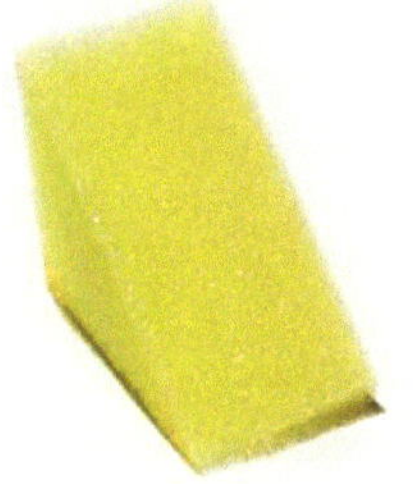

ESPONJAS DE GOMA ESPUMA

Absorben menos producto, lo cual permite ahorrar material y es muy versátil. Se comercializan en planchas, y se deben cortar con trincheta o tijera. Se les da distintas formas para utilizarlas como sellos. Se lavan fácilmente con agua y jabón.

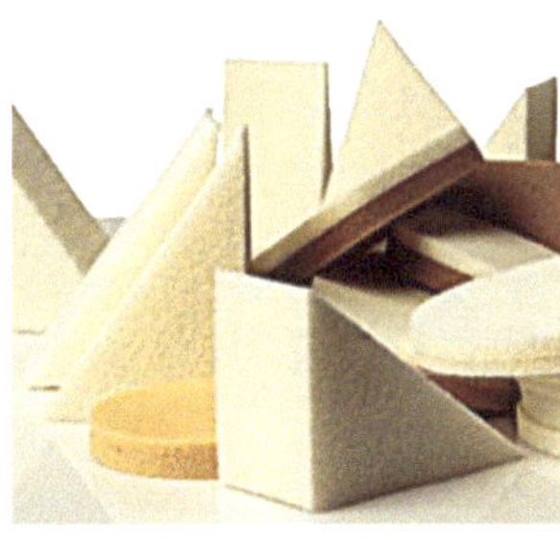

ESPONJAS DE LÁTEX

Producto de consistencia y durabilidad ideal. Excelente para dar bases y cubrir grandes superficies. Generalmente tienen forma triangular. Siempre es conveniente tener una para cada color que se vaya a utilizar.

8 · ACCESORIOS PARA REALZAR LOS DISEÑOS

GLITTER EN AEROSOL

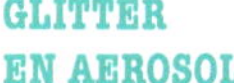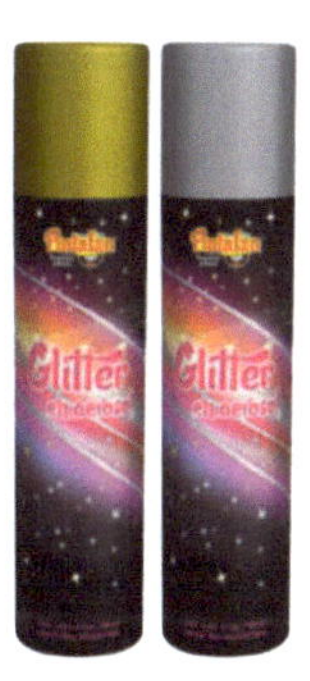

Aporta finos destellos que realzan cualquier diseño. Apto para usarlo en todo el cuerpo, inclusive sobre el cabello.

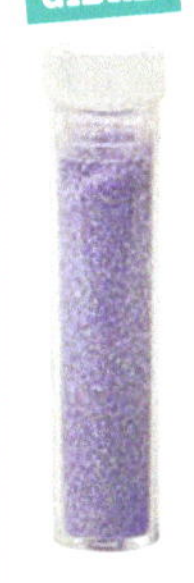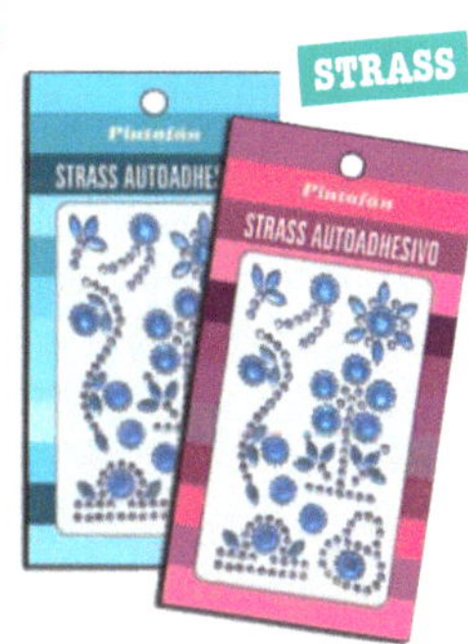
GIBRÉ

STRASS

SANGRE LÍQUIDA

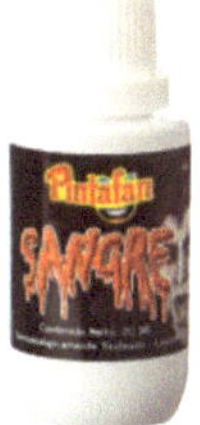

Producto que simula el efecto de sangrado sobre la piel. De gran rendimiento, textura y color similar al de la sangre "real".

PEGAMENTO ARTÍSTICO: "MASTIC"

Adhesivo al agua, ideal para aplicar elementos decorativos.

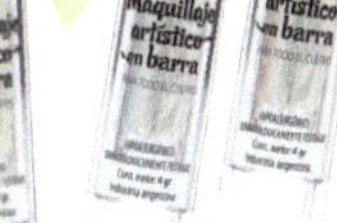

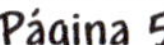

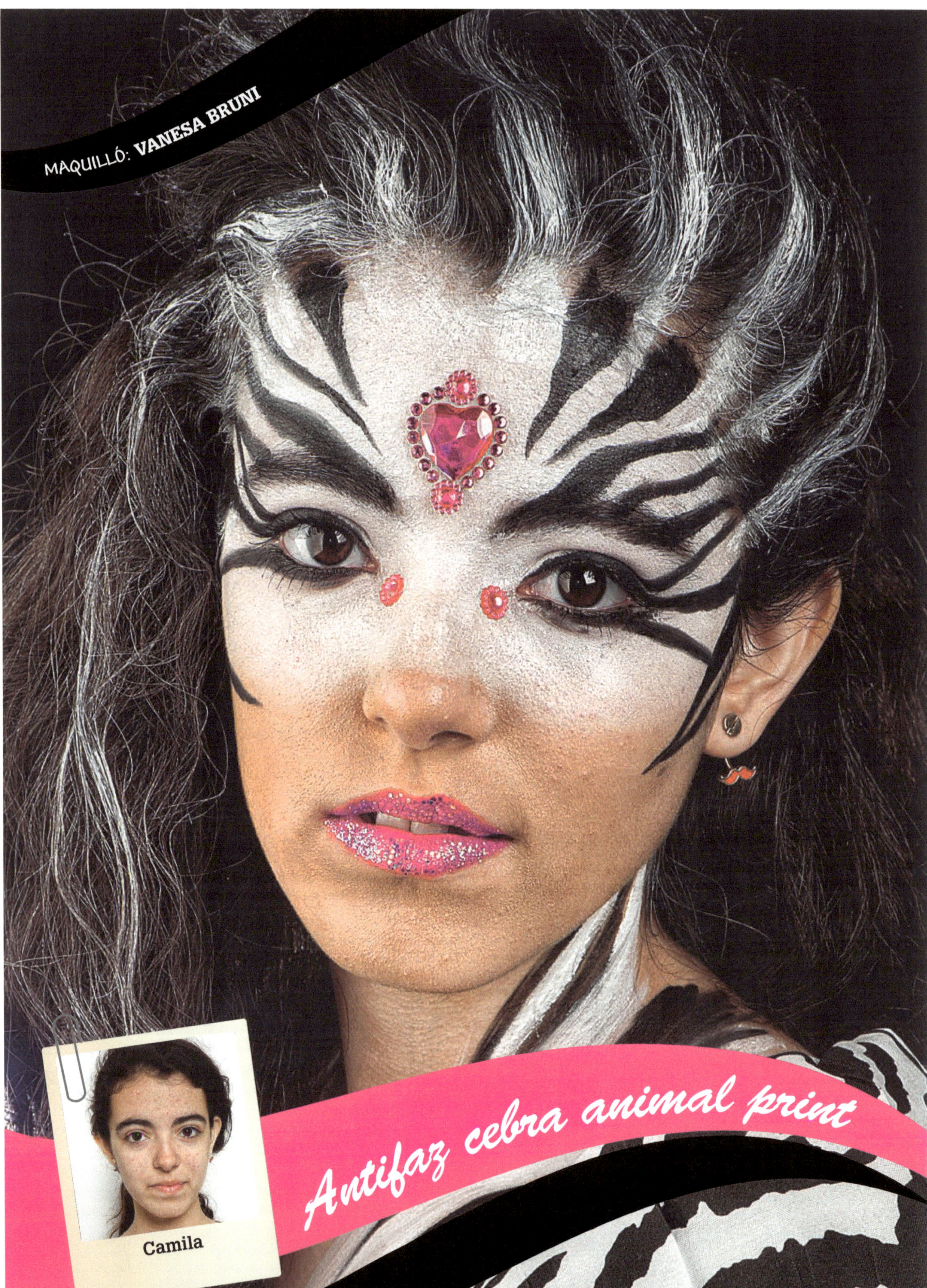

MAQUILLÓ: VANESA BRUNI
Antifaz cebra animal print
Camila

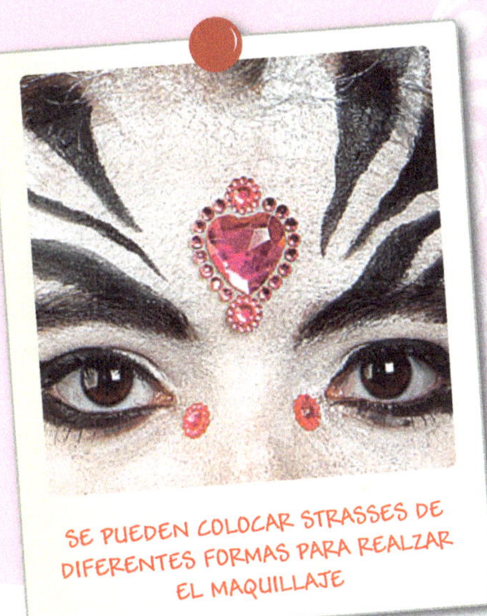

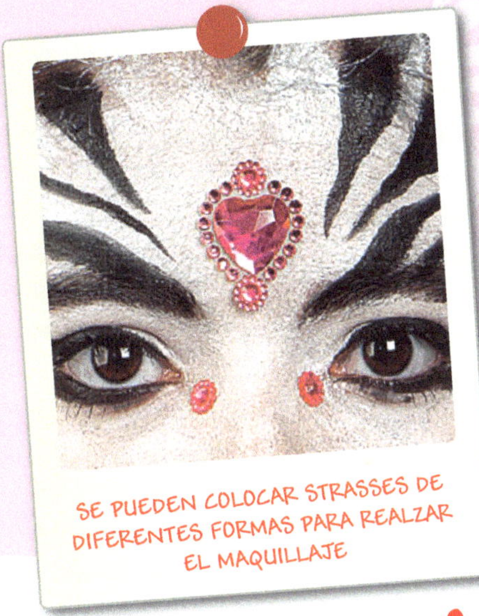

Colocar base acuarelable color blanco con una esponja húmeda, cubriendo la frente y hasta la mitad de la cara.

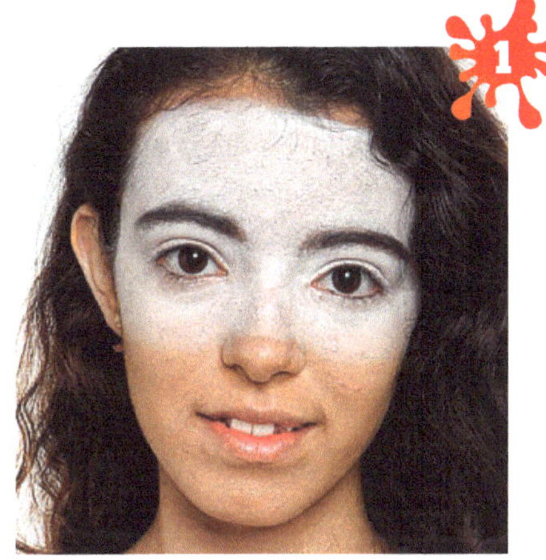

Con pincel liner y acuarelable negro, delinear el párpado superior e inferior realizando una línea fina recta y dos ascendentes.
Pintar sobre la ceja y trazar líneas irregulares hacia la frente.

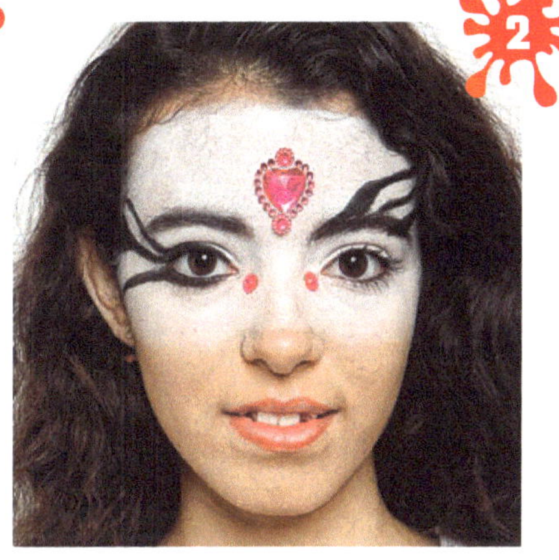

Trazar, con el pincel chato Nª 3, líneas gruesas que parten desde las sienes hasta el centro de la frente, graduando la intensidad en una forma irregular, simulando así las rayas de una cebra. Luego, trabajando desde el cuello y hasta el escote, realizar con el pincel chato N° 4 y acuarelable negro, líneas irregulares curvas descendentes. Agregar una nueva línea más bien triangular, justo sobre el pómulo, para separar la zona que tiene maquillaje blanco, de la piel sin maquillar.

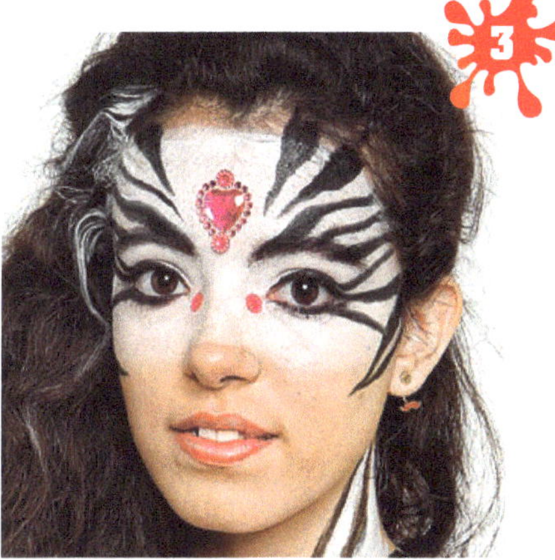

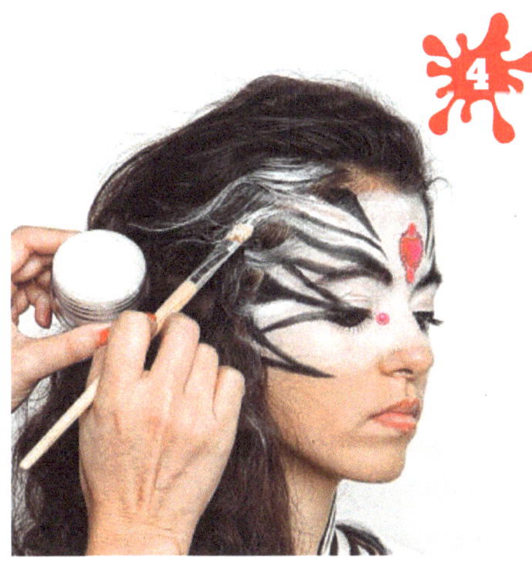

Con el maquillaje al agua cremoso y el pincel lengua de gato, maquillar trabajando en simetría con las líneas blancas de la frente dejando el cabello en color oscuro para simular el animal print.

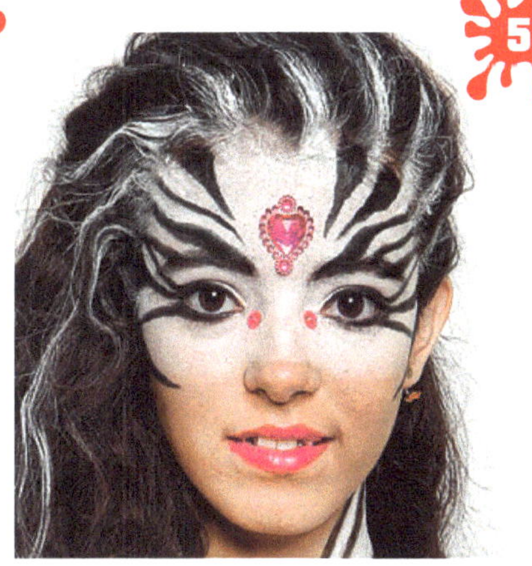

Para completar el diseño, aplicar en los labios, con delineador, maquillaje acuarelable color rosa princesa... ¡así obtendremos un look bien moderno!

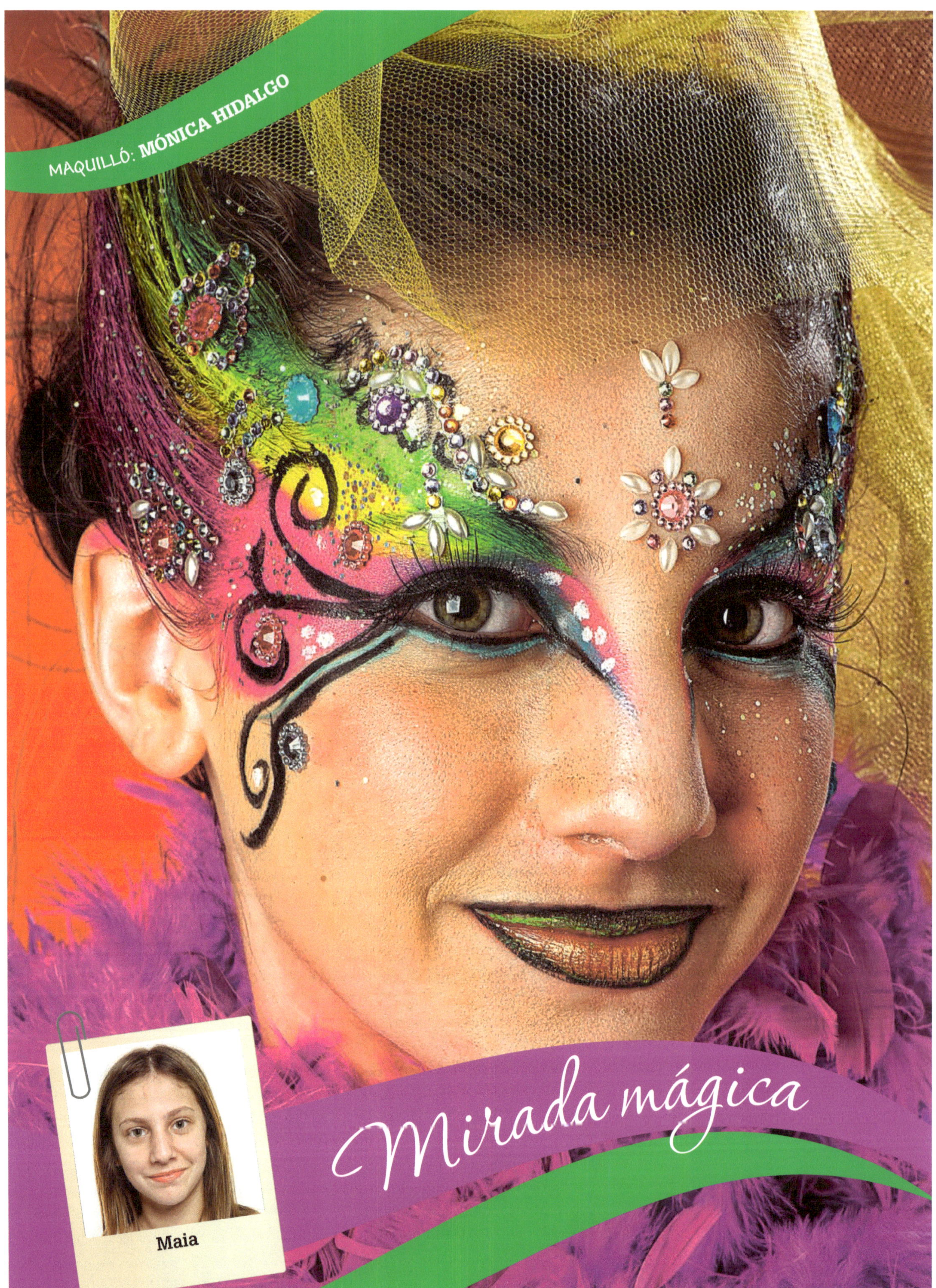

MAQUILLÓ: MÓNICA HIDALGO
Maia
Mirada mágica

MATERIALES

PINTURA
ACUARELABLES CELESTE Y NEGRO
MAQUILLAJE CREMOSO AMARILLO FLÚO Y
ROSA FLÚO

PINCELES
CHATO N° 3
LENGUA DE GATO N° 2
LINER N° 1

STRASSES FANTASÍA

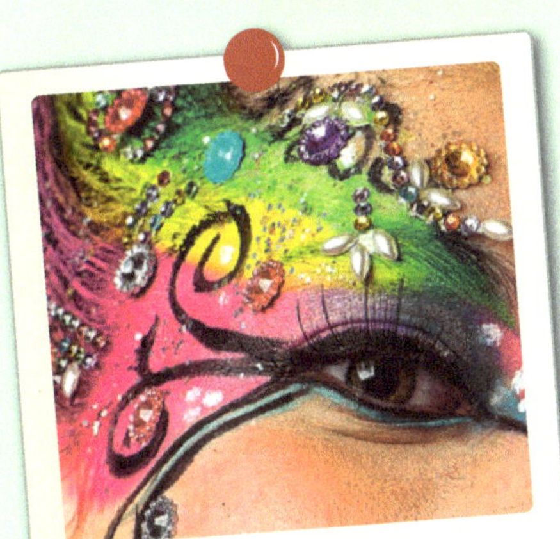

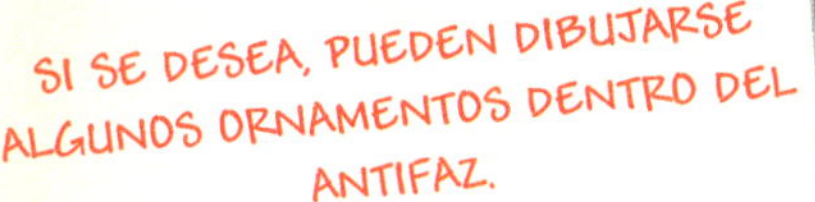

SI SE DESEA, PUEDEN DIBUJARSE ALGUNOS ORNAMENTOS DENTRO DEL ANTIFAZ.

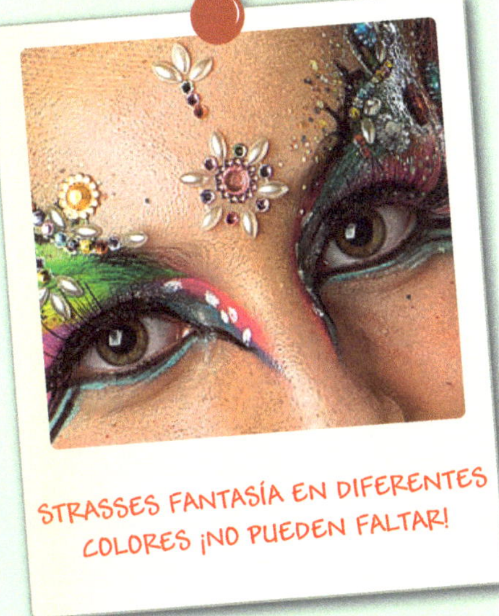

STRASSES FANTASÍA EN DIFERENTES COLORES ¡NO PUEDEN FALTAR!

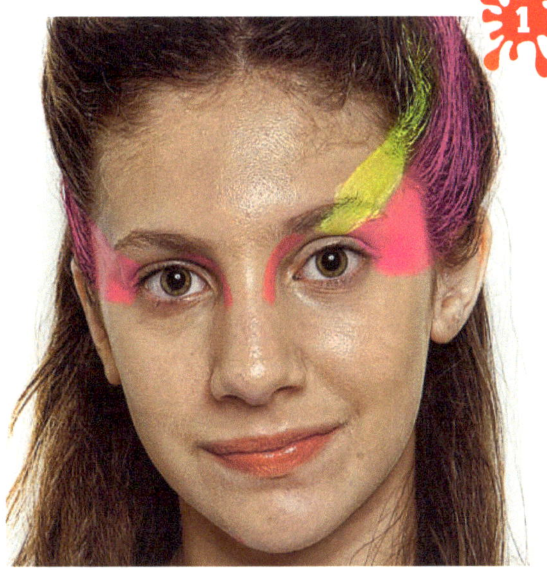

1 Colocar maquillaje cremoso amarillo flúo en el párpado superior y extenderlo al cabello, para dar un realce más profundo de la línea. Luego, colocar maquillaje cremoso rosa flúo debajo de la línea amarilla y continuar la extensión hacia el cabello.

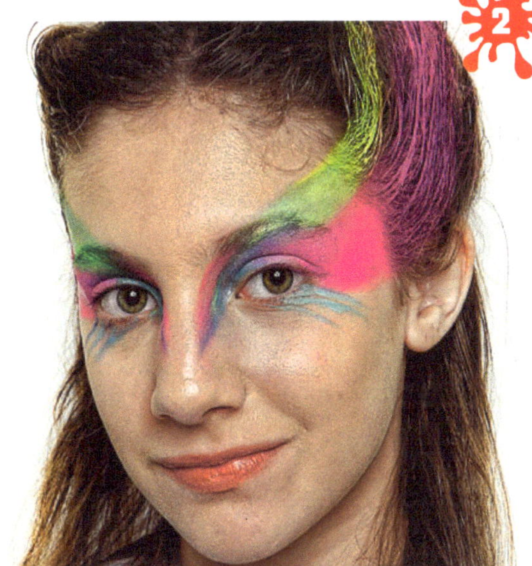

2 Maquillar con acuarelable celeste y pincel lengua de gato el parpado móvil. A continuación, esfumar la unión de este color y el cremoso amarillo con un pincel chato. Así obtendremos un tercer color ¡el verde! y se irá armando un degradé de colores.

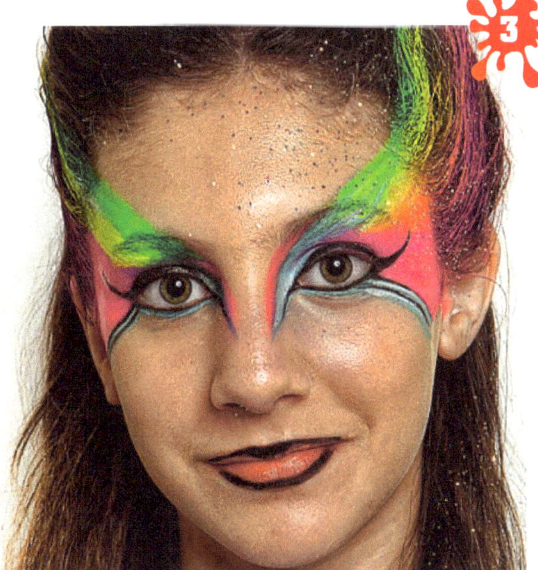

3 Delinear con pincel bien finito (liner) y acuarelable negro el párpado superior y extender el diseño desde lagrimal hacia abajo. Repetir el delineado, pero con acuarelable celeste en el párpado inferior, acompañando la línea negra. Esfumarla. El diseño se completa delineando los labios con acuarelable negro.

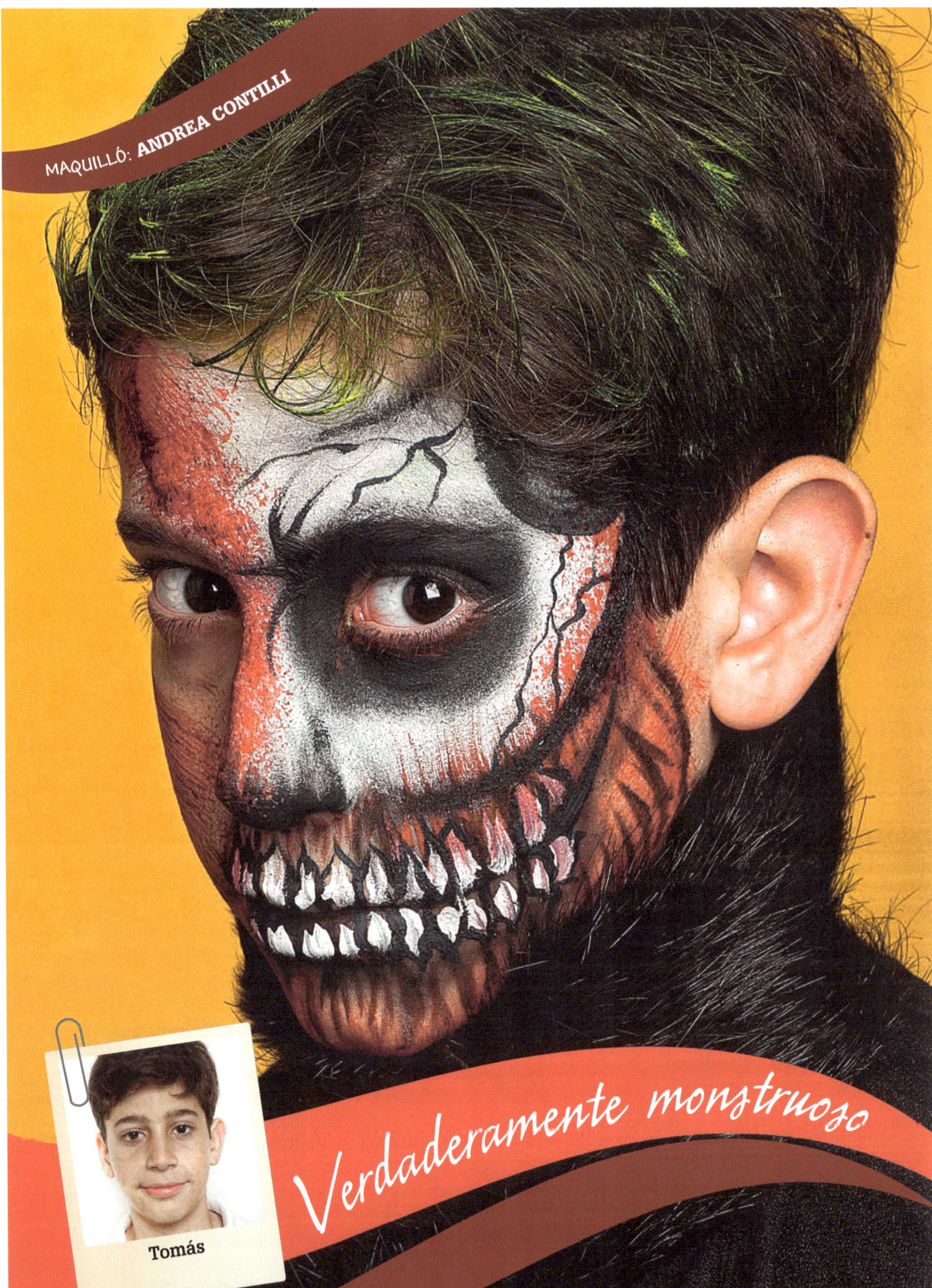

MAQUILLÓ: ANDREA CONTILLI
Verdaderamente monstruoso
Tomás

MATERIALES

PINTURA
MAQUILLAJE CREMA AL AGUA BLANCO Y VERDE FLÚO
MAQUILLAJE LÍQUIDO NEGRO, ROJO Y BLANCO
SANGRE ARTIFICIAL

PINCEL
LINER N° 0
PINCEL ABANICO CHICO
REDONDO N° 4

ESPONJAS DE GOMAESPUMA

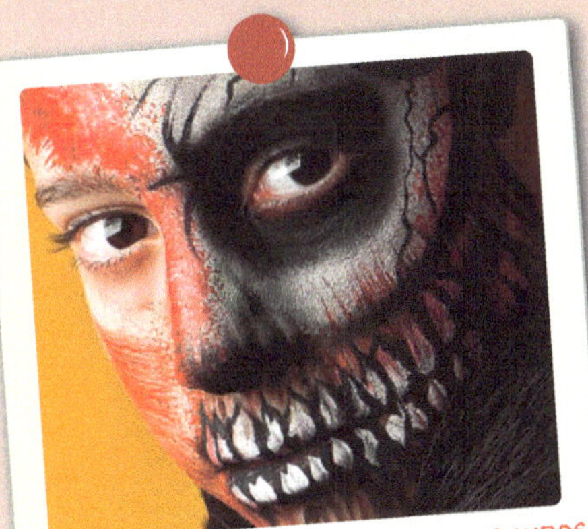

RECORDAR QUE TODOS LOS TONOS OSCUROS GENERAN HUNDIMIENTO Y LOS TONOS CLAROS RESALTAN Y ADELANTAN LOS PLANOS. SI APLICAMOS CORRECTAMENTE ESTA TÉCNICA DE CLAROSCURO, DAREMOS TRIDIMENSIÓN AL MAQUILLAJE.

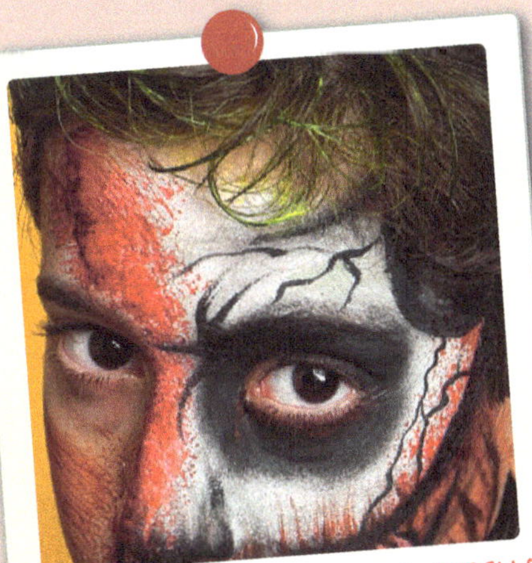

PARA COMPLETAR, MAQUILLAR EL CABELLO CON ESPONJA Y CREMA AL AGUA VERDE FLÚO Y COLOCAR SANGRE ARTIFICIAL SOBRE LA ZONA DEL DESGARRO.

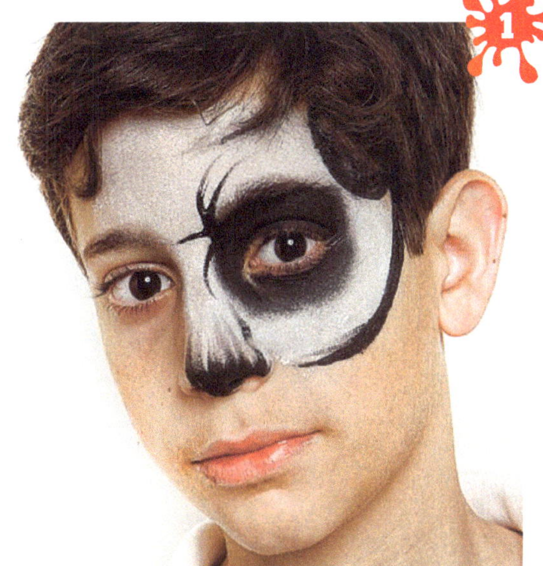

1 Aplicar, dando golpecitos, el maquillaje crema al agua blanco con esponja de gomaespuma húmeda en media cara, evitando la zona de los ojos y la periferia de la boca. Utilizar otra esponja con maquillaje líquido negro para generar el efecto hundimiento en la zona de los ojos.

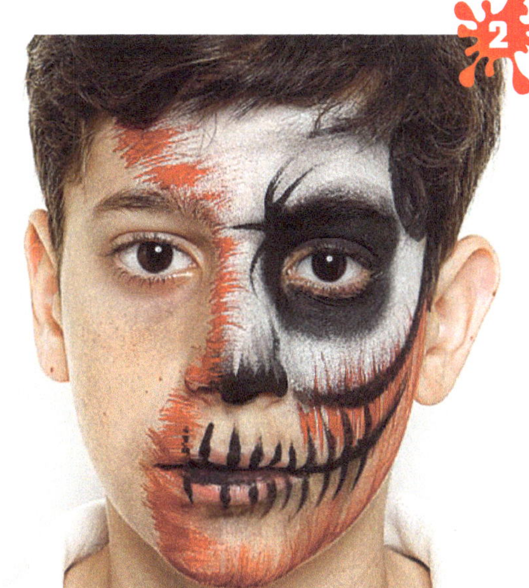

2 Con el pincel abanico y maquillaje líquido rojo, simular el efecto de piel desgarrada, haciendo trazos suaves y finos. Con la misma técnica, dividir las dos mitades del rostro. Marcar con maquillaje líquido negro y el pincel redondo, el espacio entre los dientes sobre los labios y dibujar unas finas líneas en la punta de la nariz para generar hundimientos.

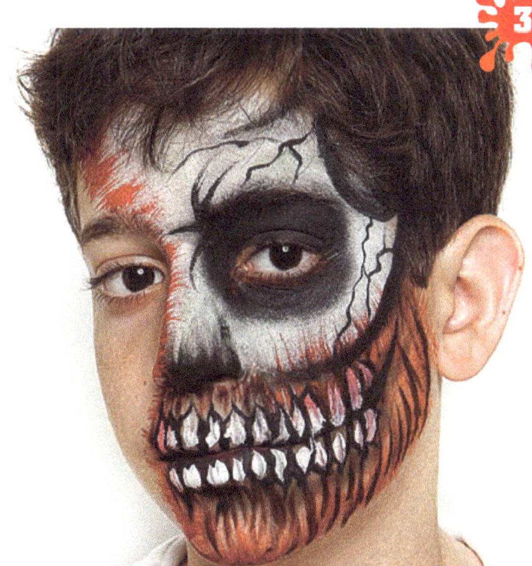

3 Con maquillaje crema al agua blanco y el pincel redondo, dibujar los dientes, que pueden ser en punta o rectos ¡como más les guste!

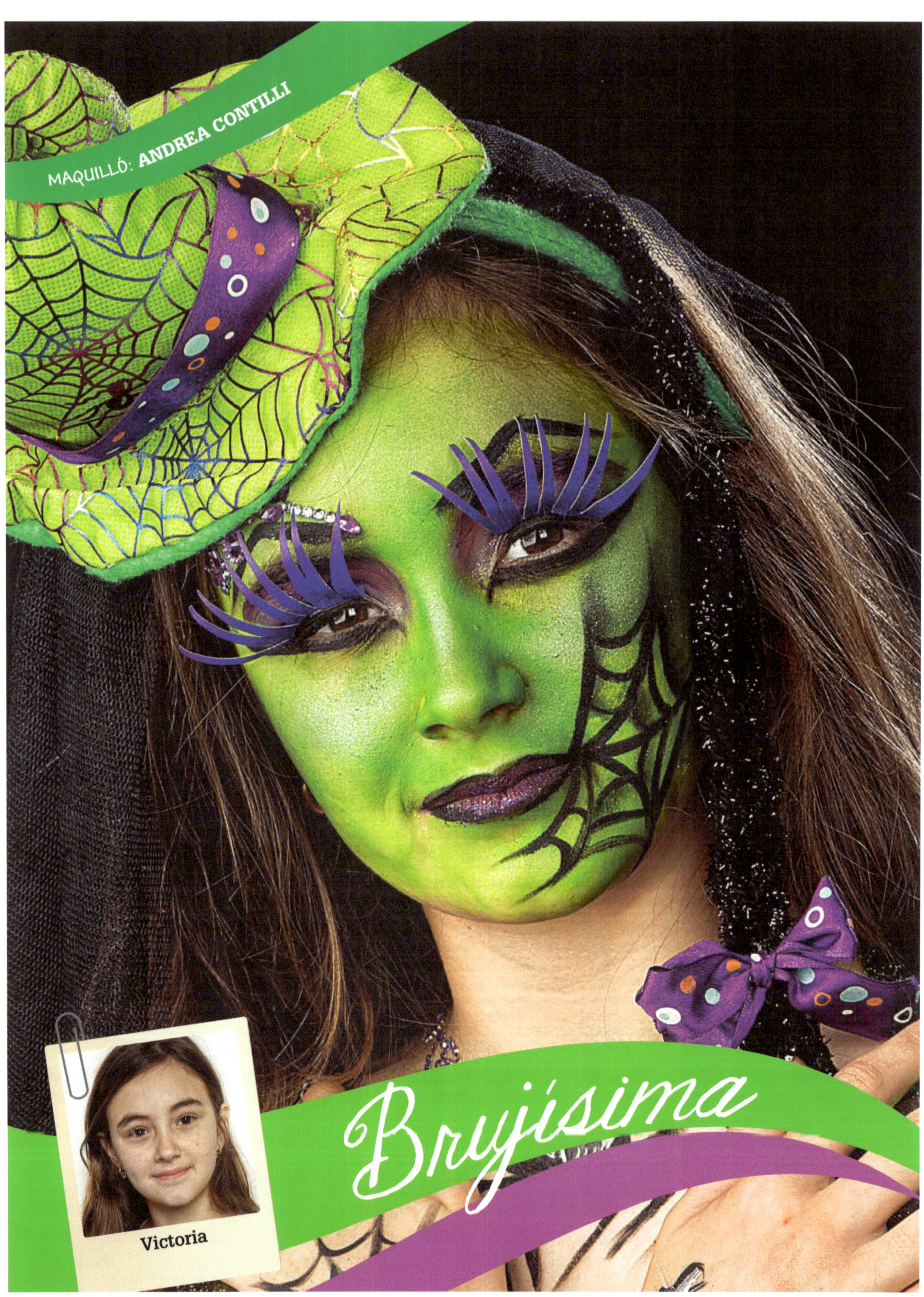

MAQUILLÓ: ANDREA CONTILLI
Brujísima
Victoria

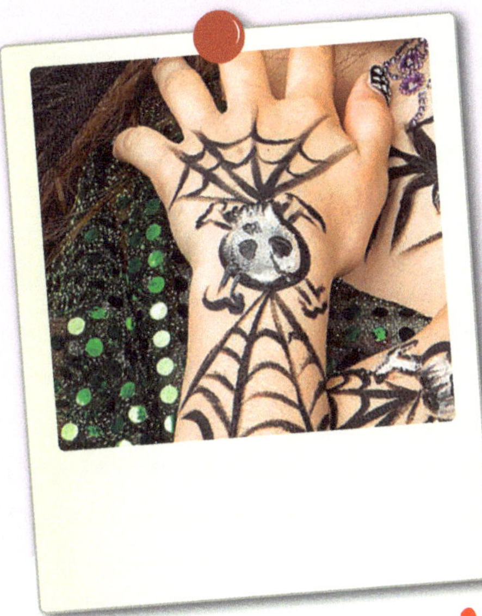

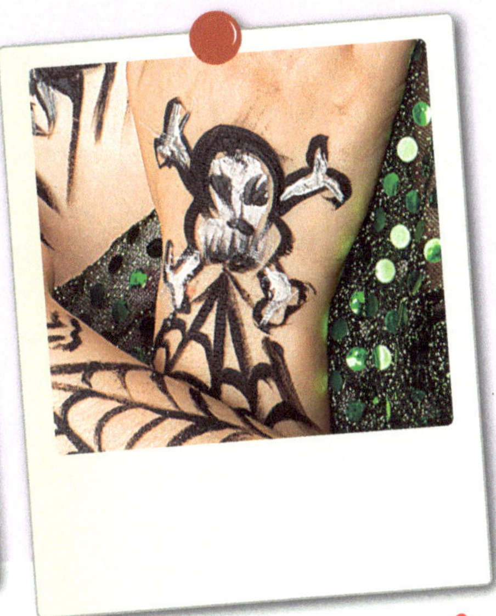

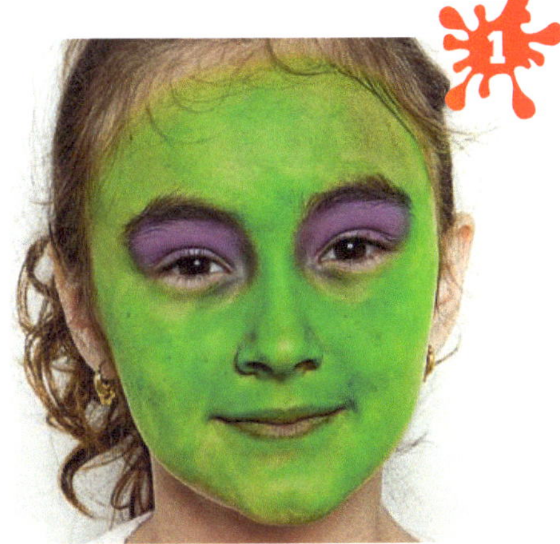

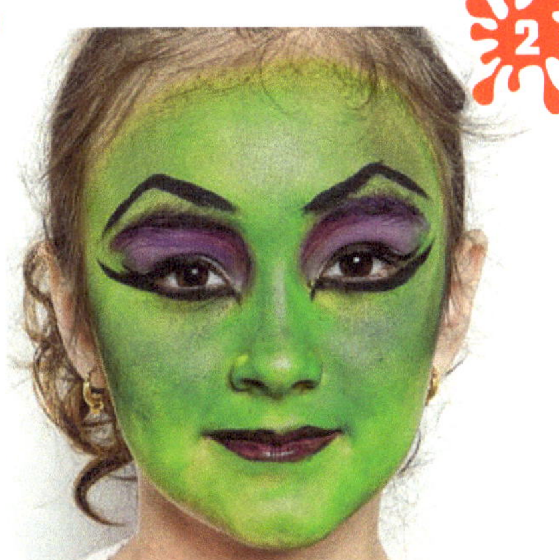

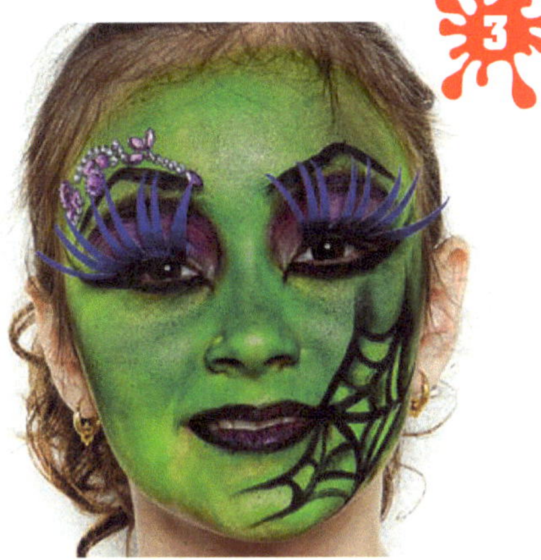

Humedecer el maquillaje acuarelable verde y fondear con esponja todo el rostro, evitando la zona de los ojos y cubriendo bien las cejas.
Maquillar los ojos con otra esponja y acuarelable violeta.

Aplicar violeta a los labios con el pincel redondo y agregar brillo cuando el maquillaje esté todavía húmedo, para facilitar la adherencia. Luego, delinear ojos y labios con el pincel liner y maquillaje líquido negro. Dibujar cejas de fantasías bien marcadas sobre el área de la frente, a mano alzada, con maquillaje líquido negro y el pincel redondo.

Simular, al costado de la boca, una telaraña con maquillaje líquido negro y el pincel redondo. Se puede sombrear por partes la telaraña con sombra negra, aunque esto es optativo. Realzar el trabajo con pestañas postizas hechas a mano (ver página 33), piedras y strasses.

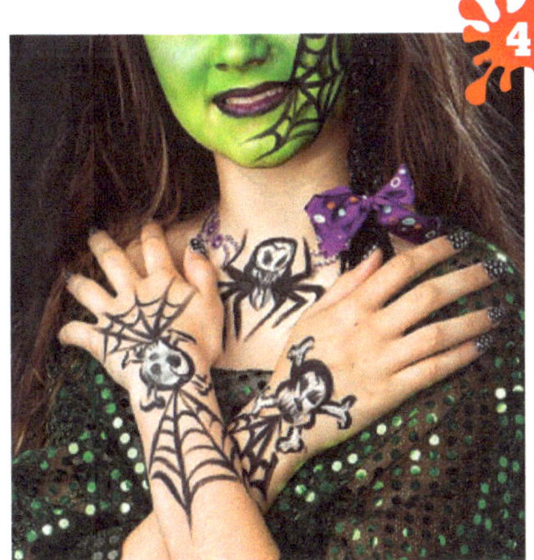

Con maquillaje líquido blanco y negro y el pincel redondo Nº 3, completar con una araña-calavera en el cuello que simule un collar. Y para que sea un "total look" repetir el diseño en las manos, como si fueran tatuajes.

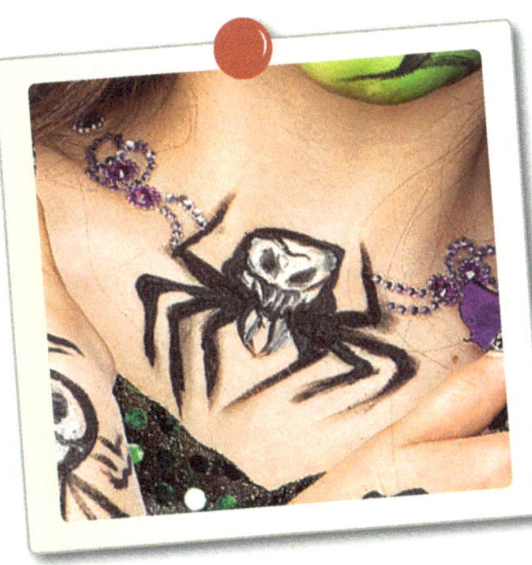

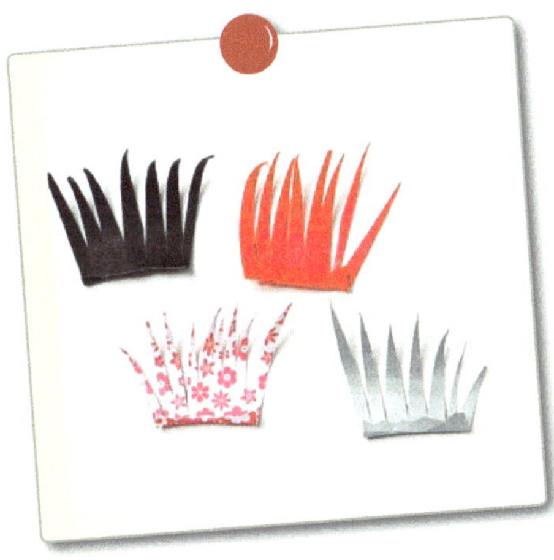

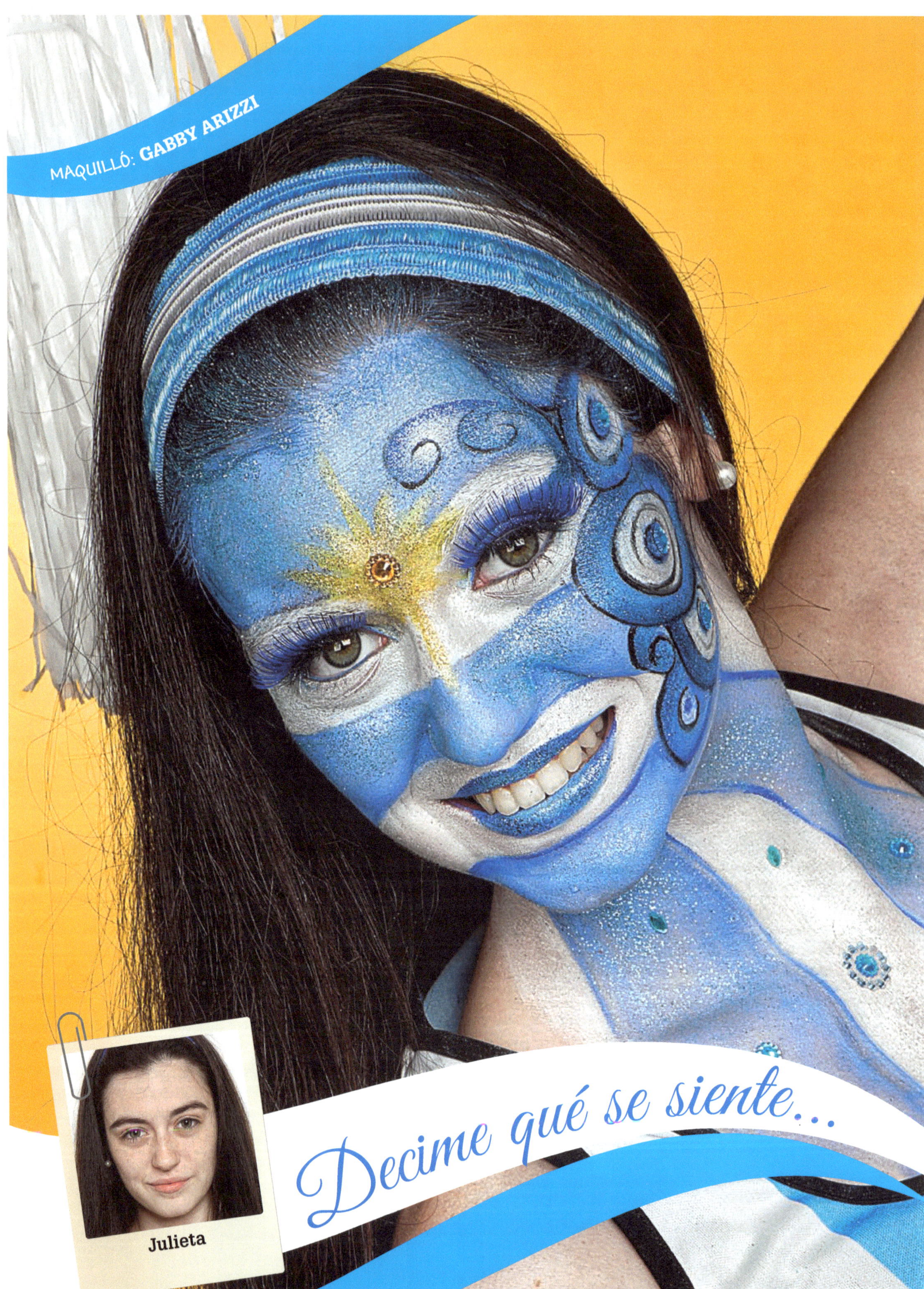

MAQUILLÓ: GABBY ARIZZI
Julieta
Decime qué se siente...

PINTURA
ACUARELABLES: BLANCO, CELESTE, AZUL
Y AMARILLO
MAQUILLAJE LÍQUIDO NEGRO

PINCELES
ANGULAR N° 2 Y N° 4
LINER N° 1
LENGUA DE GATO N° 2
REDONDO N° 8

ESPONJAS DE GOMAESPUMA
PESTAÑAS POSTIZAS
STRASS FANTASÍA
GIBRÉ

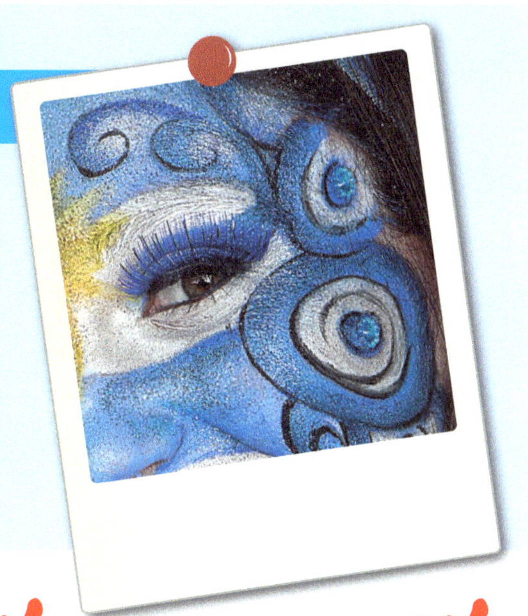

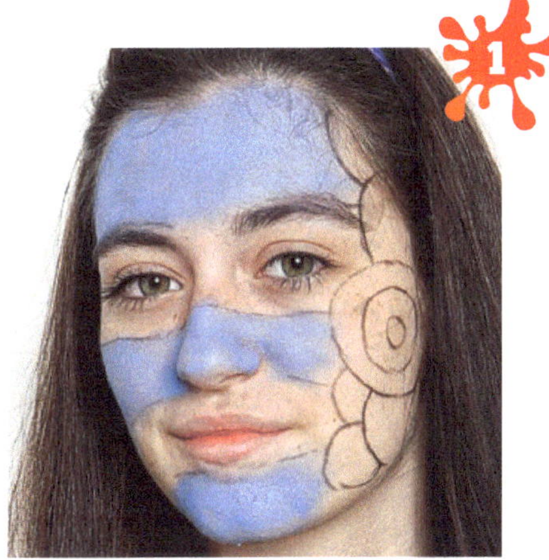

Con lápiz negro realizar el diseño como se ve en la fotografía. Luego, con esponja de gomaespuma, aplicar celeste acuarelable, únicamente en las franjas correspondientes a ese color como se muestra en el diseño.

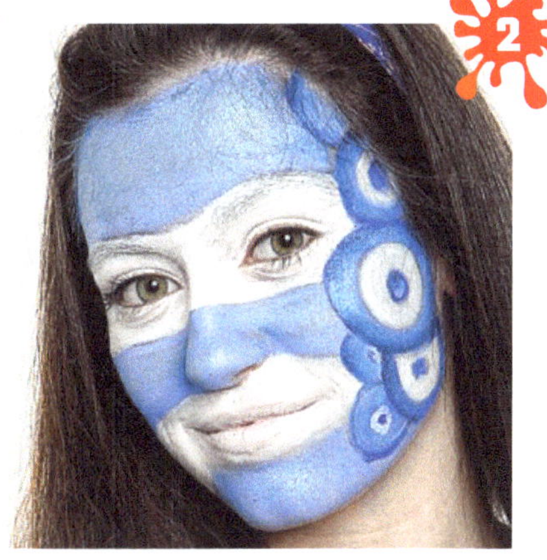

De igual manera que en el paso 1, con esponja, aplicar en las franjas correspondientes el color blanco. Con el pincel angular N° 4, pintar los círculos celestes y blancos, diseñados en un lateral del rostro. Trabajar con pincel los claroscuros: agregando color azul y esfumándolo con el celeste, dando volumen al diseño.

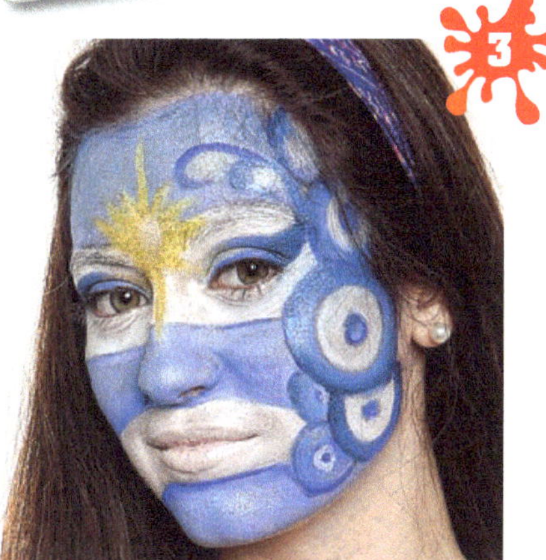

Con color amarillo y los pinceles angulares N° 4 y N° 2, realizar en el entrecejo el sol, e iluminarlo con color blanco. Inmediatamente colocar brillo dorado con pincel seco. Con pincel liner y acuarelable azul pintar el párpado móvil y extenderlo hacia la frente en forma de arabesco.

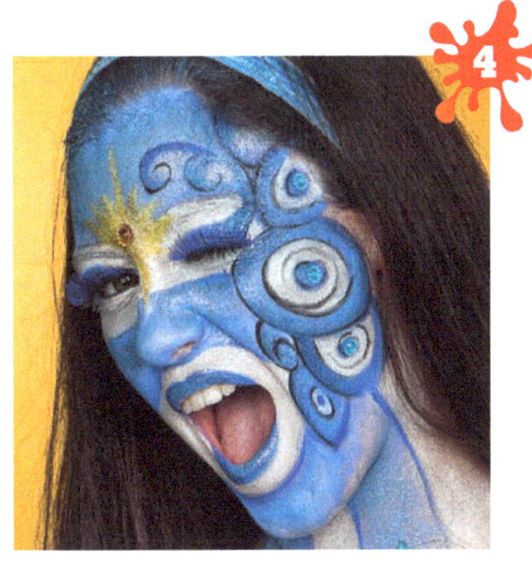

Definir el contorno de los labios con delineador azul y, con un pincel lengua de gato N° 2, rellenar los labios con acuarerable azul y celeste para sombrear.
Para lograr mejor definición y terminación, delinear el diseño con maquillaje negro líquido y el pincel liner. Colocar strass y pestañas postizas. Dar, como toque final para realzar el trabajo, brillos celestes, azules, blancos y dorados. Aplicarlos con pincel redondo seco N° 8

EL DISEÑO FINALIZA EXTENDIENDO EL ESCOTE HASTA UNIR CON LA REMERA, MAQUILLAR CON ESPONJA Y PINCEL SEGÚN LAS FRANJAS CORRESPONDIENTES, ESFUMANDO Y SOMBREANDO.
COMPLETAR EL MAQUILLAJE CON STRASS FANTASÍA.

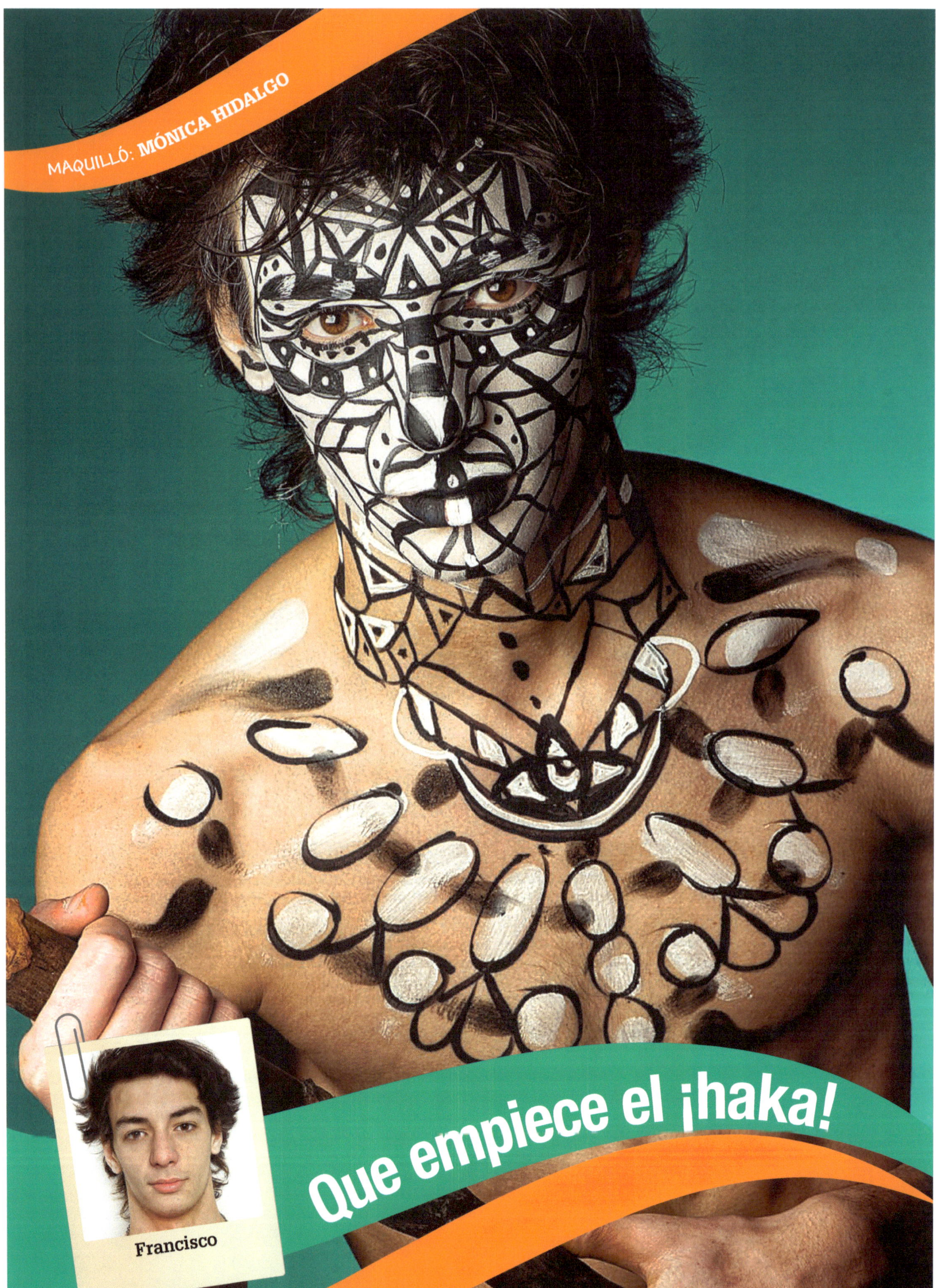

MAQUILLÓ: MÓNICA HIDALGO
Que empiece el ¡haka!
Francisco

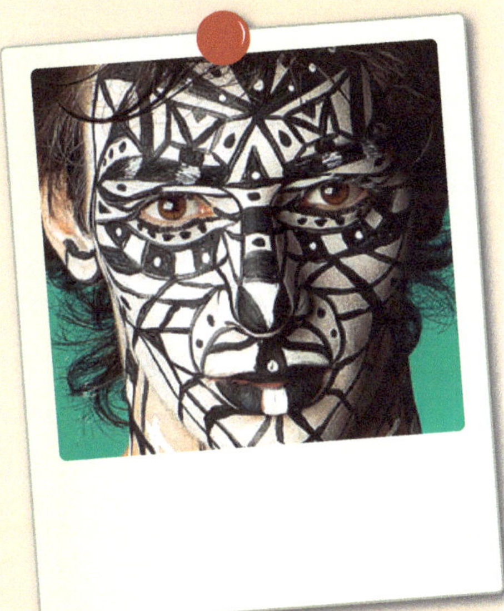

EL TATUAJE MAORÍ, COMO EL APLICADO A FRANCISCO, SE LLAMA TA MOKO. ORIUNDOS DE LA POLINESIA, LOS MAORÍES SON UNA ETNIA QUE SE ASENTÓ EN NUEVA ZELANDA, PROBABLEMENTE PROVENIENTE DE ISLAS DE MÁS AL NORTE, COMO RAROTONGA O TONGATAPU. EN SU PROPIO IDIOMA, MAORÍ QUIERE DECIR "COMÚN, NORMAL".

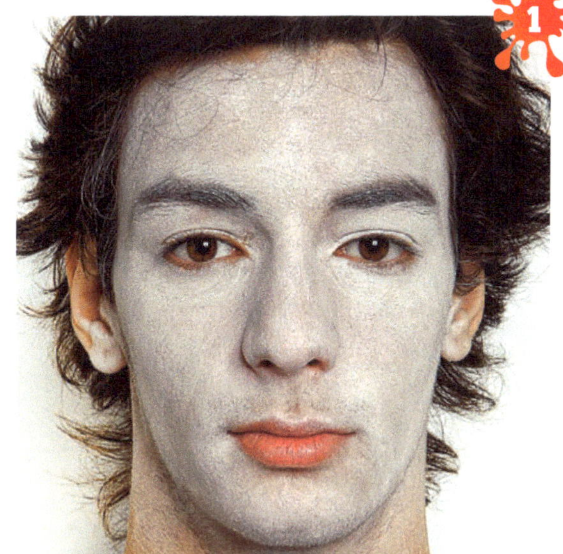

1 Con esponja previamente humedecida, aplicar acuarelable blanco a todo el rostro, a modo de base de maquillaje. Debe quedar uniformemente distribuido.

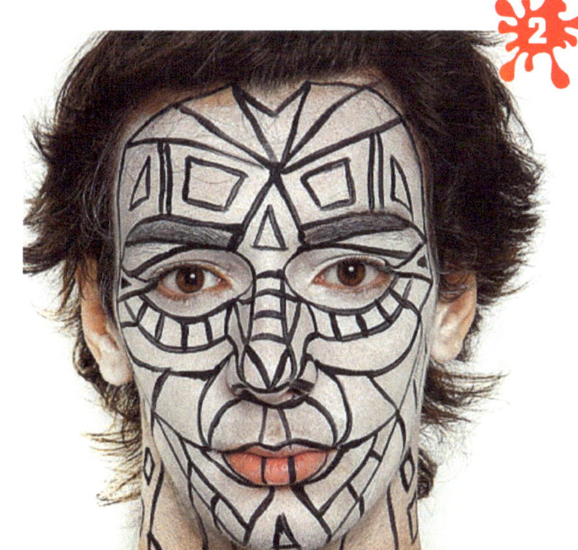

2 Con el pincel liner, dibujar figuras geométricas simétricas, dividiendo el rostro en dos hemisferios y tomando como eje la línea del entrecejo, nariz y mentón.

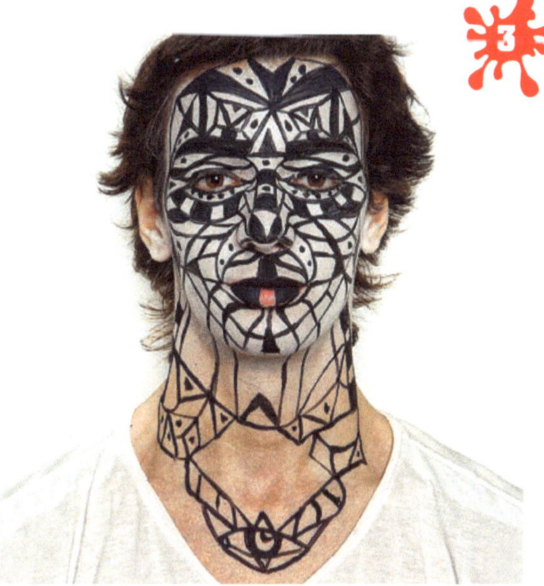

3 Rellenar a modo de damero, con maquillaje líquido negro, algunas de las figuras obtenidas. Con maquillaje líquido negro, extender el maquillaje al cuello, formando una especie de diseño étnico. Rellenar algunos sectores con acuarelable blanco.

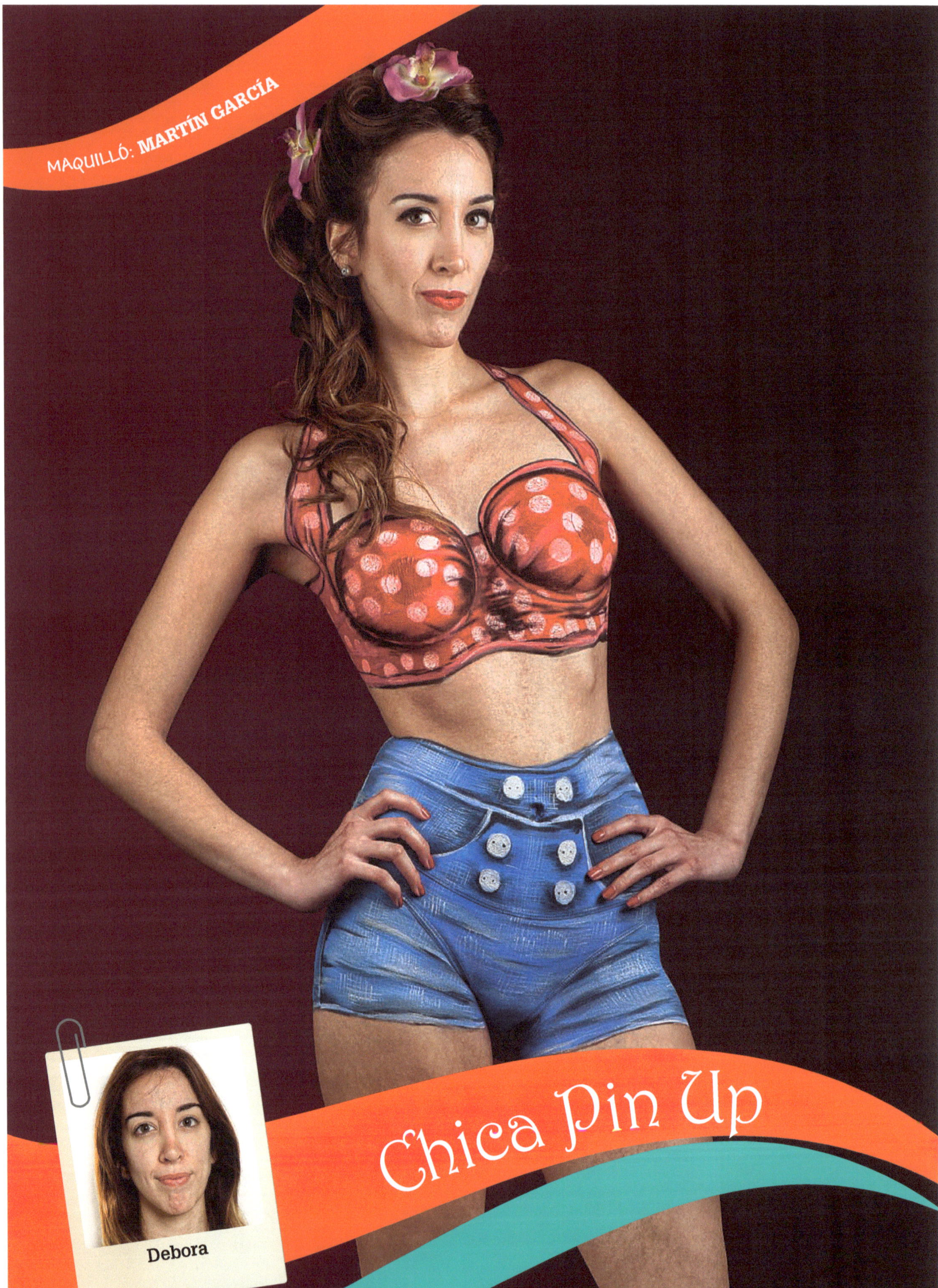

MAQUILLÓ: MARTÍN GARCÍA
Chica Pin Up
Debora

BODY PAINTING
A ESTE TIPO DE TRABAJO SE LO LLAMA ARTE EFÍMERO PORQUE DURA POCO SOBRE EL CUERPO Y QUEDA REGISTRADO SOLO EN FOTOGRAFÍAS.

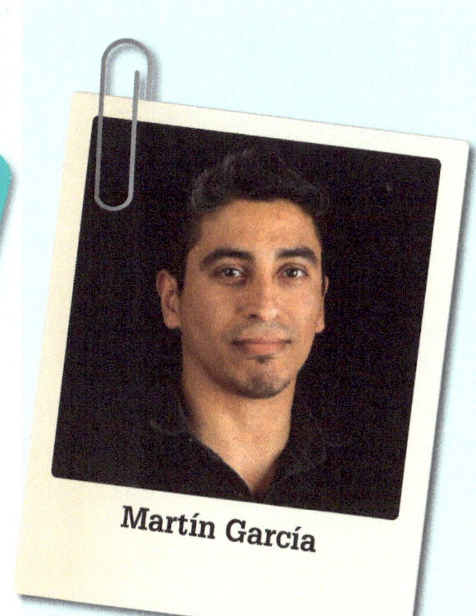

Martín García

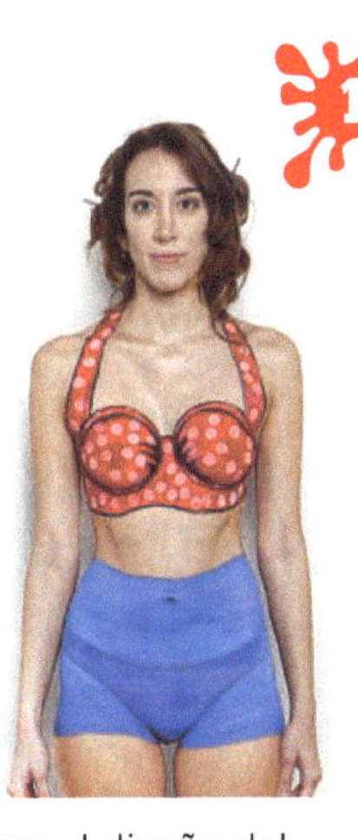

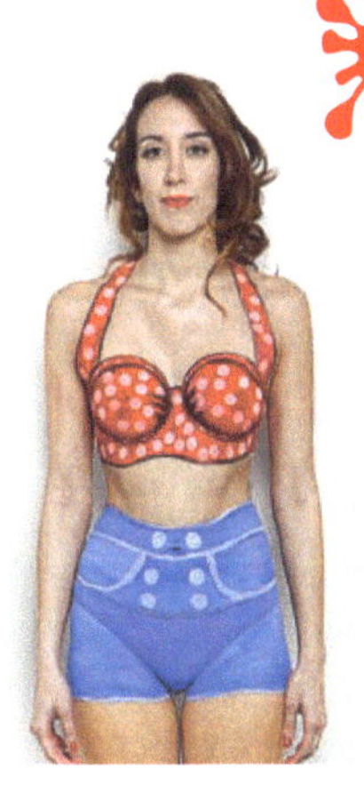

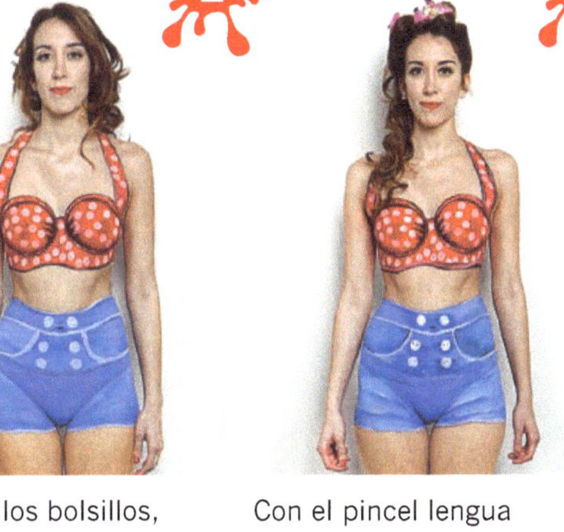

• Artista plástico, escultor, maquillador artístico y experto en arte corporal body painter.
• Docente de artes y de maquillaje artístico en el Estudio Oscar Mulet de Buenos Aires, y en estudio O. M. Asunción, Paraguay.
• Dio demostraciones y fue disertante en Buonaestetika Expocongreso, Expoestetica y Zaffiro Special Make up.
• Realiza producciones para medios gráficos, demostraciones en programas de televisión, trabajos para importantes eventos empresariales y deportivos.

1. Marcar el diseño del vestuario, adaptándolo al cuerpo con el pincel redondo N° 2 y el maquillaje acuarelable blanco. Luego, aplicar las bases de color sobre la piel, con el tono que corresponda a cada prenda, comenzando siempre por la parte superior y utilizando el pincel lengua de gato N° 6. Con el acuarelable rojo hacer el top y después seguir con el short y acuarelable azul. Una vez secas las bases, marcar los lunares blancos en el top con el pincel redondo N° 4 y el maquillaje líquido blanco.

2. Delinear los bolsillos, los bordes internos y los botones del short, con el pincel redondo N° 2 y el maquillaje acuarelable blanco. Retocar los lunares de la parte superior con el maquillaje blanco para lograr la intensidad deseada. Insinuar los degradés de luces y sombras de cada prenda con el pincel lengua de gato.

3. Con el pincel lengua de gato N° 6 y los maquillajes líquidos negro y blanco definir e intensificar los degrades de luces y sombras de las costuras, como así también de los bordes internos y externos de cada prenda. Por último, con los mismos maquillajes y el pincel liner N° 2 completar los detalles finales más delicados en los botones y costuras.

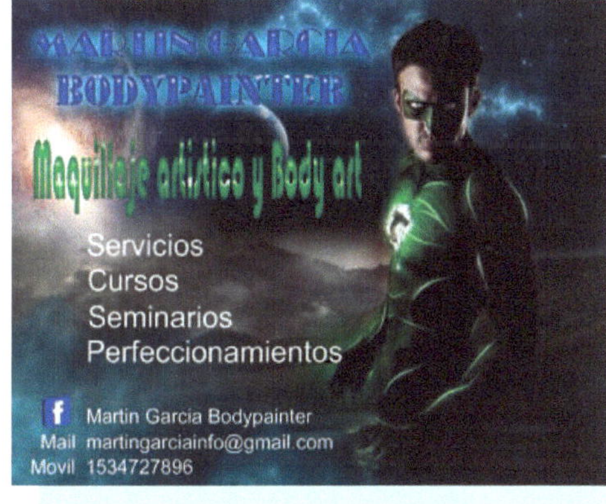

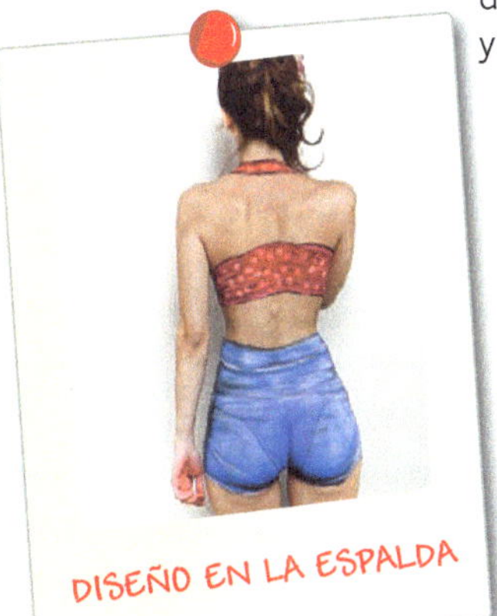

DISEÑO EN LA ESPALDA

La parte posterior, debería hacerse de forma paralela al frente, para que el diseño quede parejo.
Se sugiere, a medida que avanzamos, hacer girar a la modelo. De esta forma, tanto el color de fondo como los detalles, tendrán la misma intensidad en todo el diseño, dándole así más realismo.

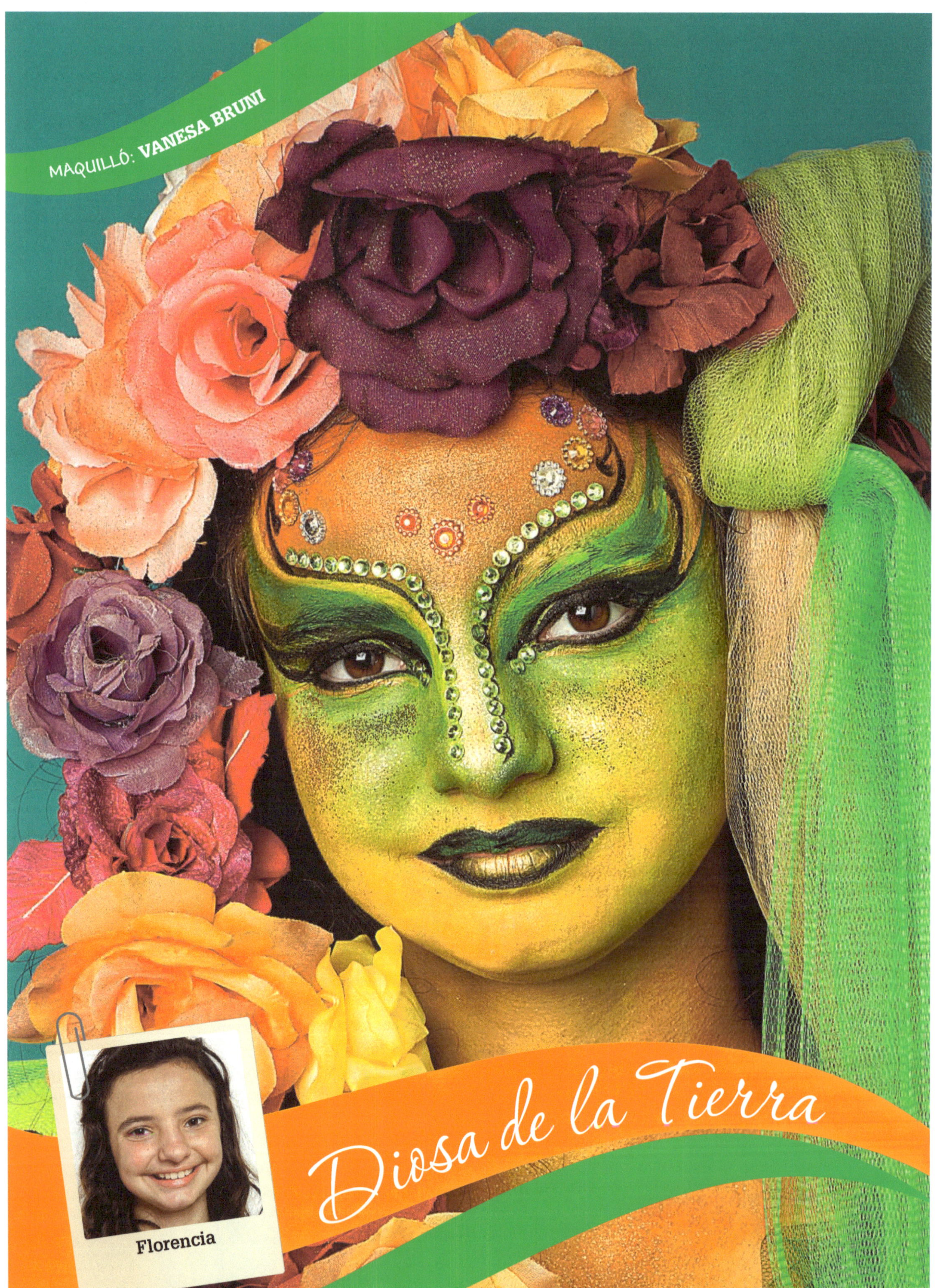

MAQUILLÓ: VANESA BRUNI
Diosa de la Tierra
Florencia

PINTURA
ACUARELABLES: VERDE, NARANJA, BLANCO Y AMARILLO
MAQUILLAJE LÍQUIDO NEGRO

PINCEL
LINER Nº 1

ESPONJAS DE GOMAESPUMA
TOCADO Y ACCESORIOS
STRASSES FANTASÍA

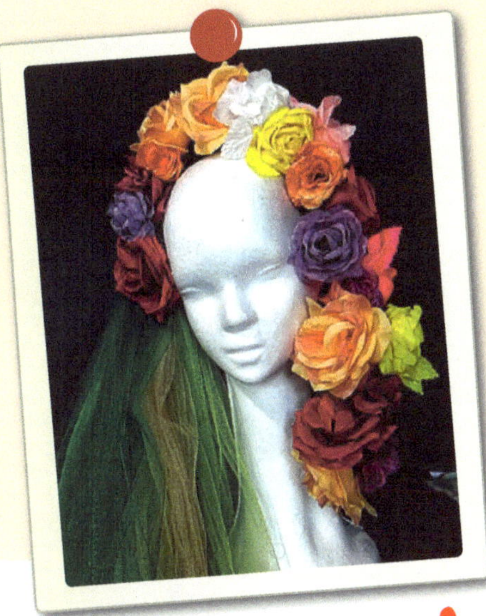

CÓMO HACER EL TOCADO

MATERIALES
TUL VERDE OSCURO, VERDE CLARO, VERDE FLÚO Y BLANCO VIEJO
FLORES PLÁSTICAS DE DIVERSOS COLORES Y TAMAÑOS
VINCHA
ALAMBRE FINO Y BLANDO
TIJERA, ALICATE PARA CORTAR EL ALAMBRE, CINTA DE PAPEL Y ADHESIVO DE CONTACTO

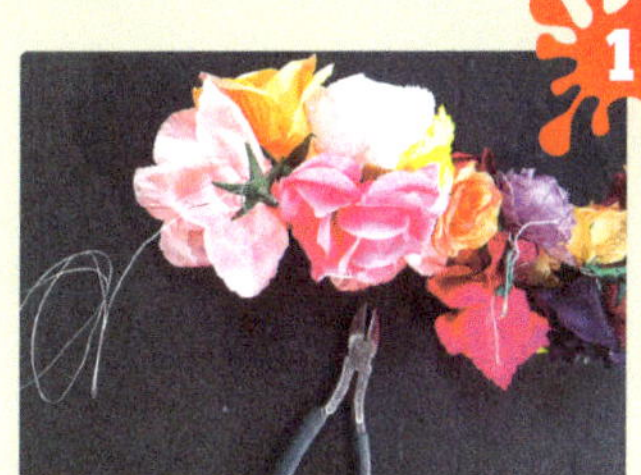

Tomar un extremo del alambre e ir enroscando los cabos de las flores para sujetarlas. Formar una tira de aproximadamente 60 cm de largo.

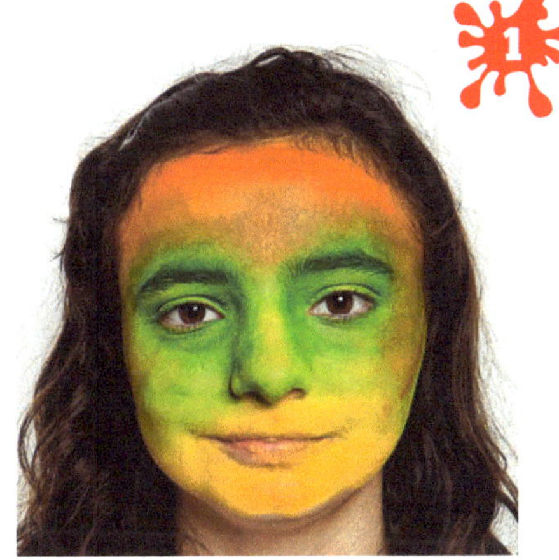

Con acuarelable verde, maquillar con una esponja la zona de los ojos, nariz y pómulos. Agregar en la frente maquillaje acuarelable color naranja y con una esponja apenas húmeda realizar un esfumado suave en la línea que se juntan los dos colores. Luego, aplicar amarillo en la parte restante de la cara.

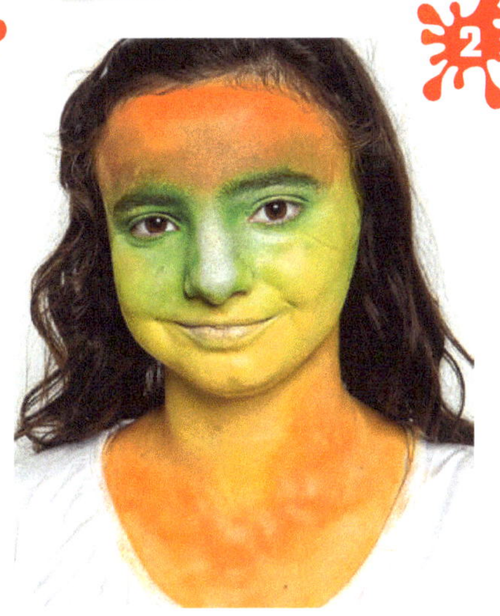

Con acuarelable blanco y una esponjita húmeda maquillar la nariz con golpecitos para lograr un efecto de luz y volumen.
Repetir el trabajo en el cuello.

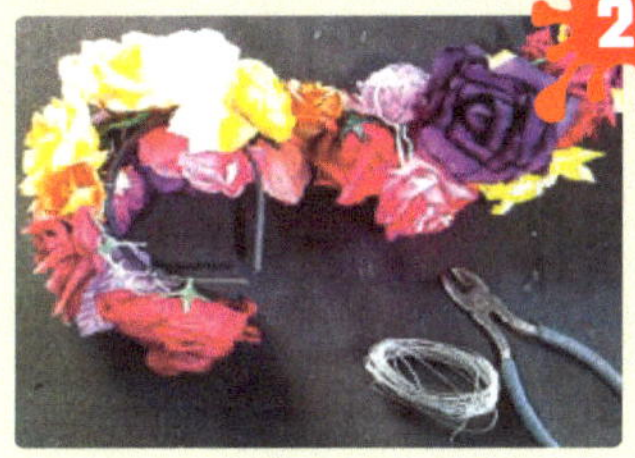

Colocar sobre la vincha adhesivo de contacto y, con el alambre, ir asegurando la tira de flores a ella. Cubrir solo ¾ del largo de la vincha. El resto de la tira de flores quedará colgando.

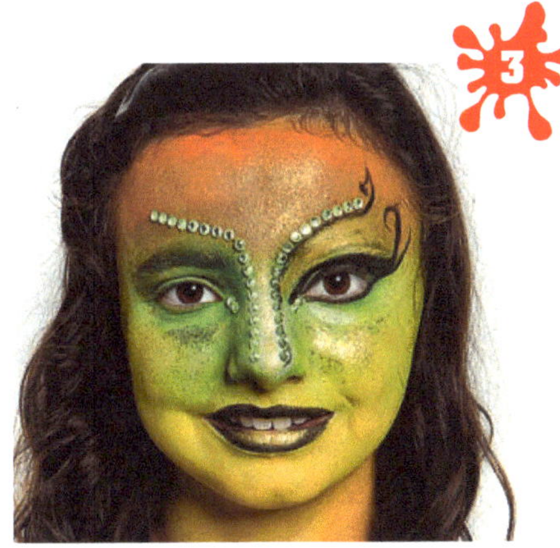

Con maquillaje líquido negro y el pincel liner, perfilar los labios y con trazo muy fino los ojos, tanto en el párpado superior como en el inferior. Aplicar strasses por sobre las cejas naturales, estilizando el rostro. Agregar un fileteado ascendente para realzarlo.
Terminar el maquillaje con strass fantasía en la frente

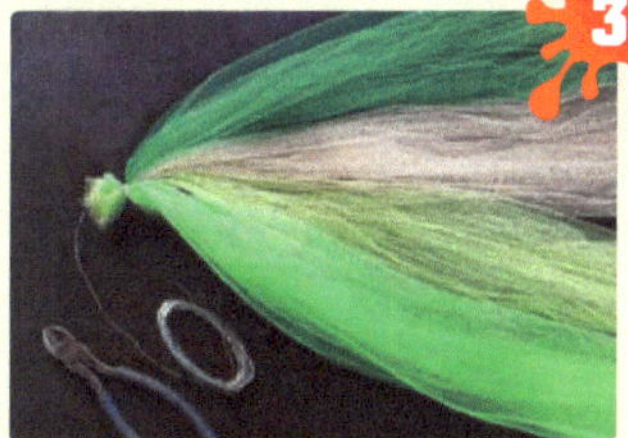

Cortar de cada color de tul, una tira de 50 x 10 cm. Juntar las cuatro tiras y, con el alambre, atarlas para que una parte caiga sobre el hombro y otra forme un tocado sobre la cabeza.

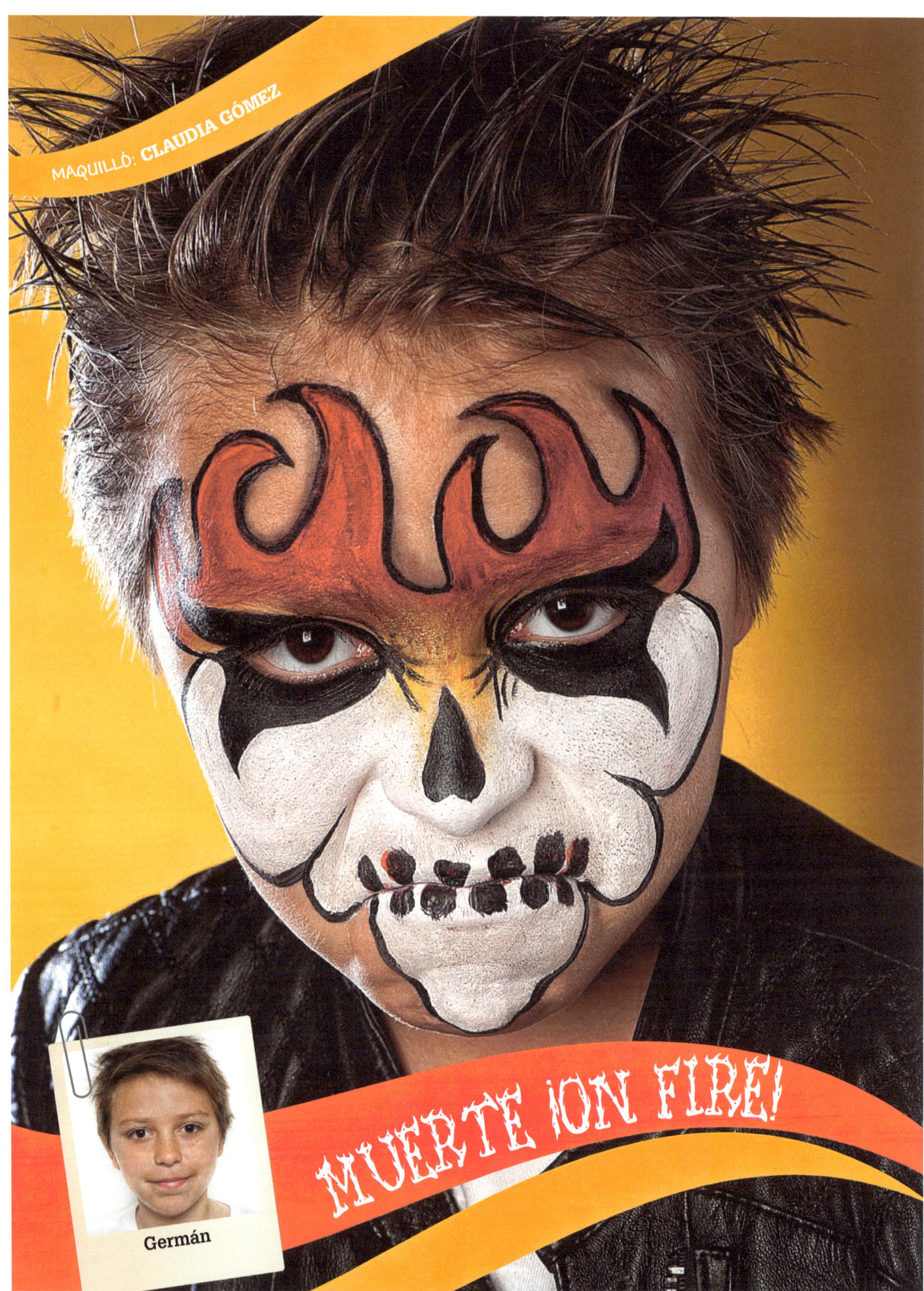
MAQUILLÓ: CLAUDIA GÓMEZ
MUERTE ¡ON FIRE!
Germán

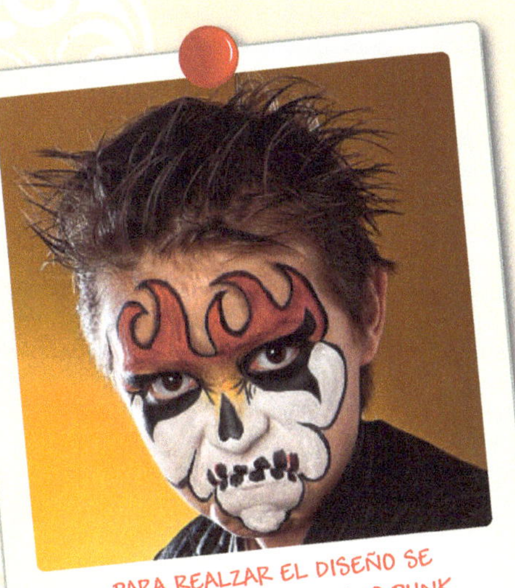

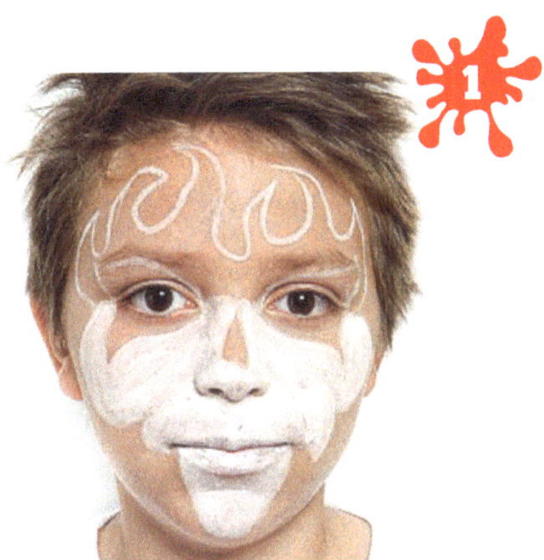

Dibujar con el lápiz blanco todo
el diseño y pintar con maquillaje
acuarelable blanco la parte inferior
del mismo, utilizando el pincel
lengua de gato N° 4. Reforzar el
color con maquillaje líquido blanco y
pincel lengua de gato N° 3.

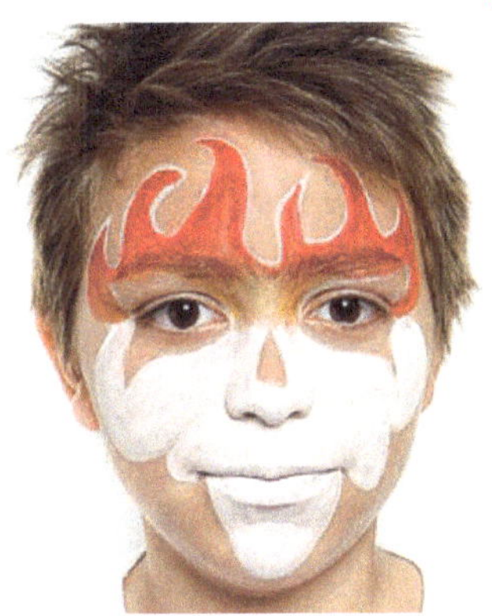

Con el pincel lengua de gato N° 2,
aplicar acuarelable rojo y reforzarlo
con maquillaje líquido del mismo
color siguiendo la forma de lenguas
de fuego. Con acuarelable amarillo
integrar esfumando con el color rojo;
así se formará el color anaranjado.

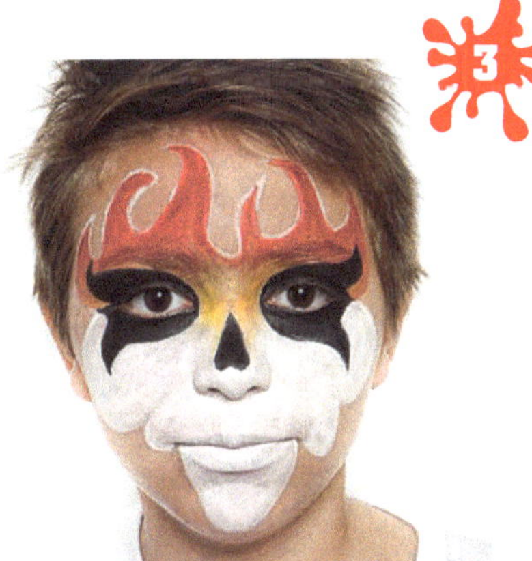

Con el pincel liner N° 2 y maquillaje
líquido negro, aplicar el diseño de
alrededor de los ojos y rellenarlo.
Hacer también la nariz.

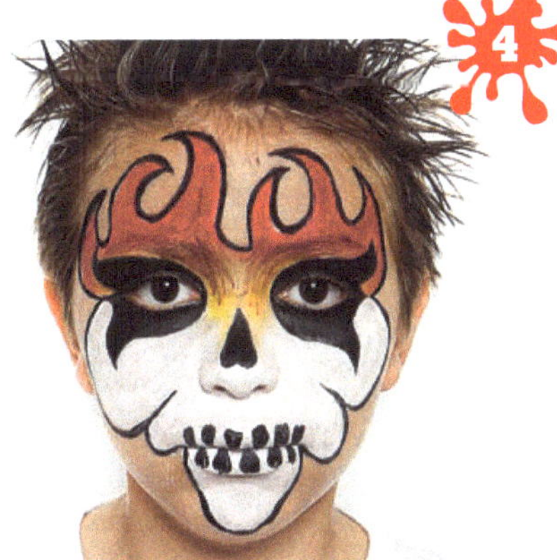

Con el mismo pincel y maquillaje
negro, remarcar el contorno del
diseño y, con el pincel lengua de gato
N° 3, pintar los dientes. Los últimos
detalles de diseño, se hacen con el
liner N° 1 y maquillaje líquido negro.

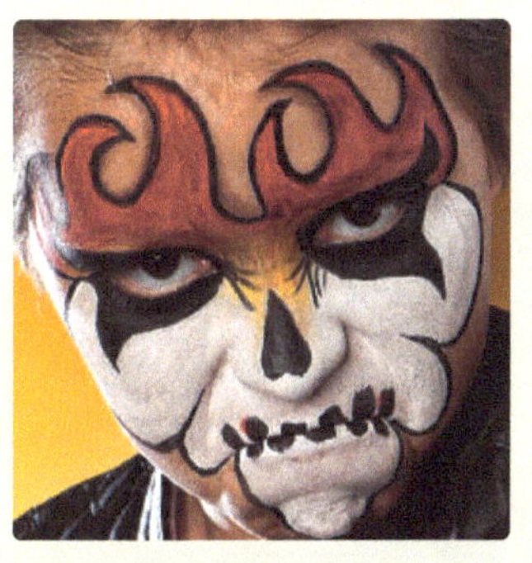
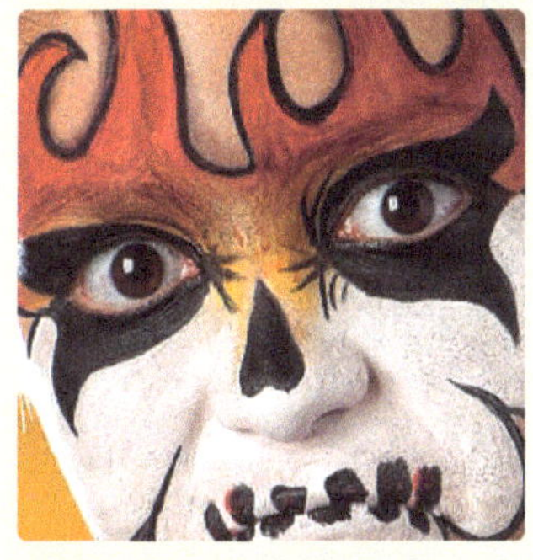
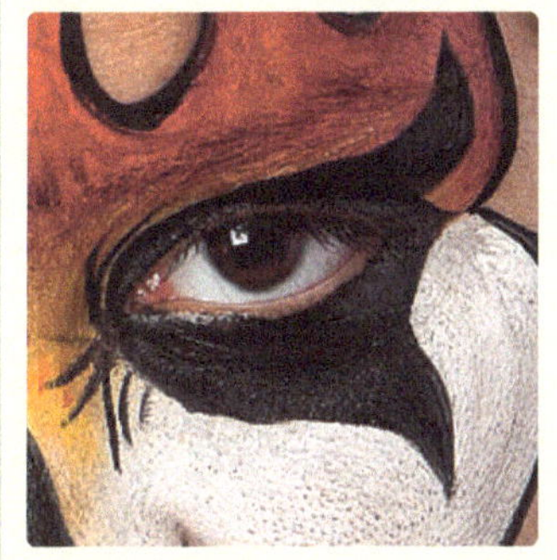

DETALLES

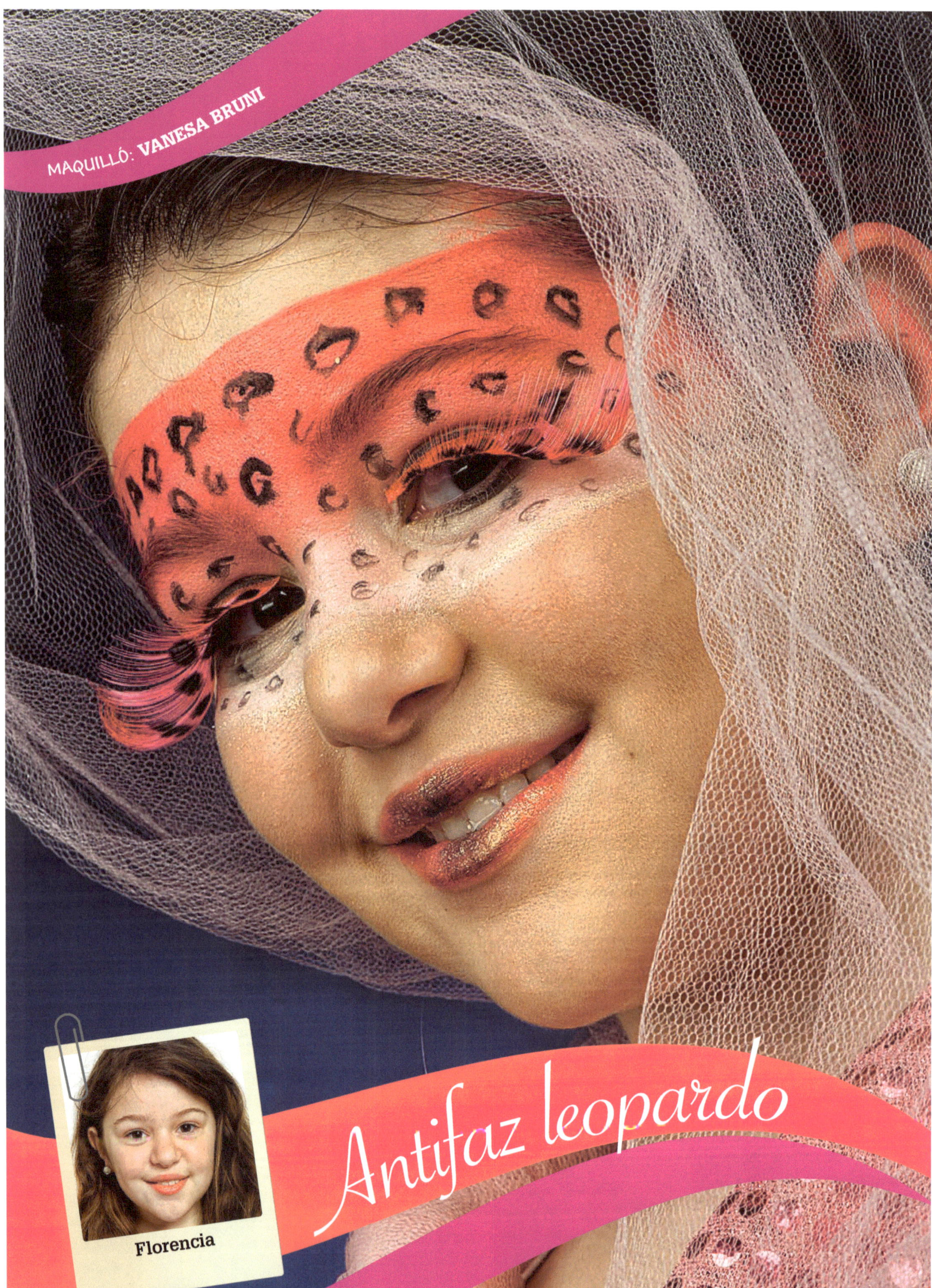
MAQUILLÓ: VANESA BRUNI
Antifaz leopardo
Florencia

MATERIALES

PINTURA
ACUARELABLES: ROSA, NEGRO Y BLANCO
LABIAL ROSA

PINCELES
LINER N° 3

ESPONJAS DE GOMAESPUMA
GIBRÉ
PESTAÑAS POSTIZAS

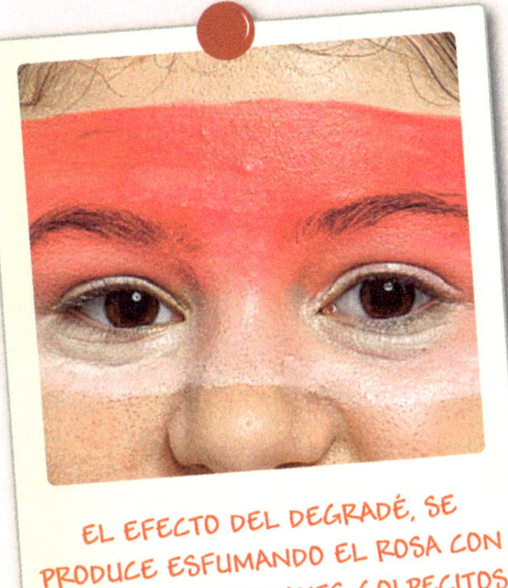

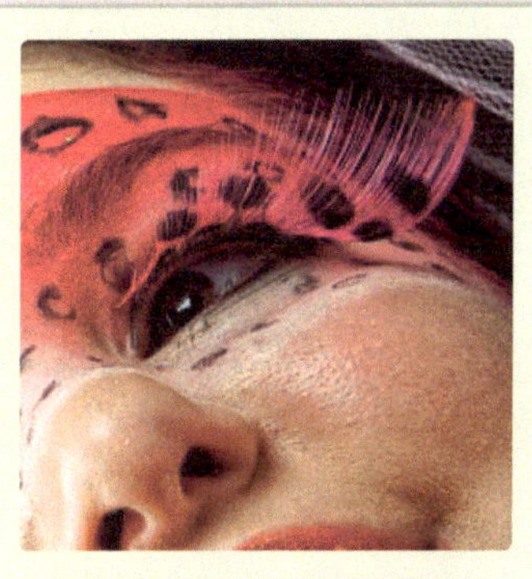

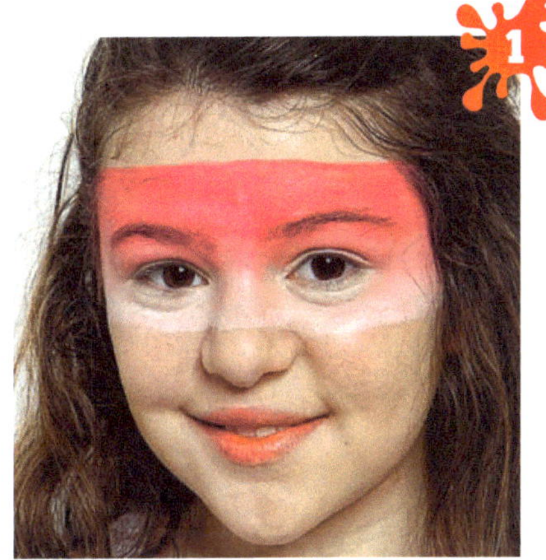

Con rosa acuarelable y una esponja humedecida con agua, maquillar el formato de un antifaz en el rostro. Luego, aplicar color blanco acuarelable en la terminación del antifaz, para crear un efecto más luminoso.

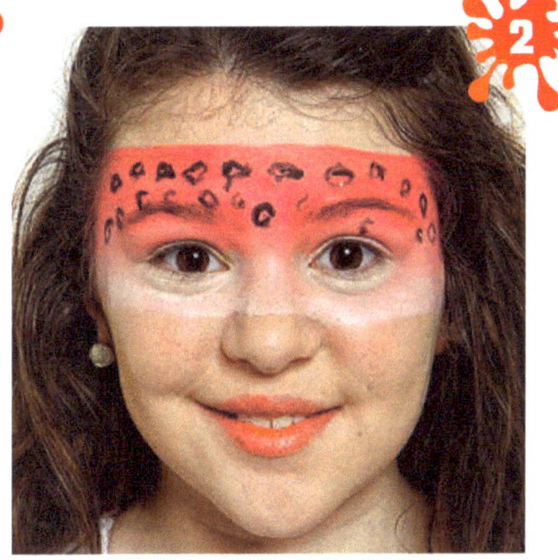

Con un pincel de delineado (liner) y acuarelable color negro, dibujar dentro de los límites superiores del antifaz, manchas que simulen la piel de un leopardo.

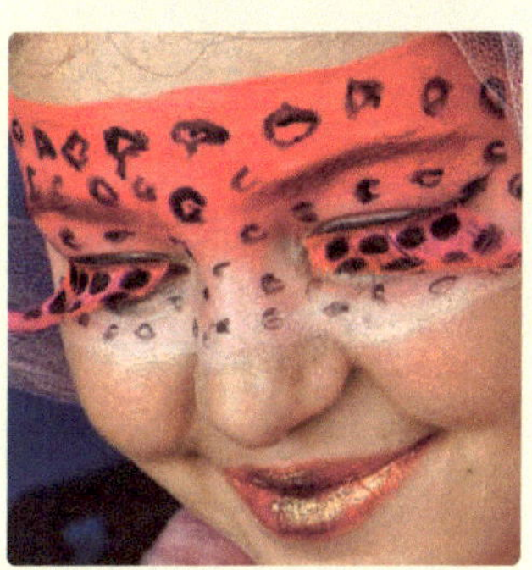

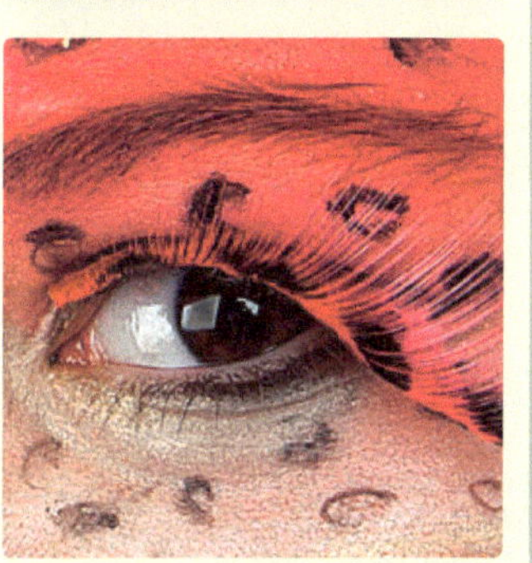

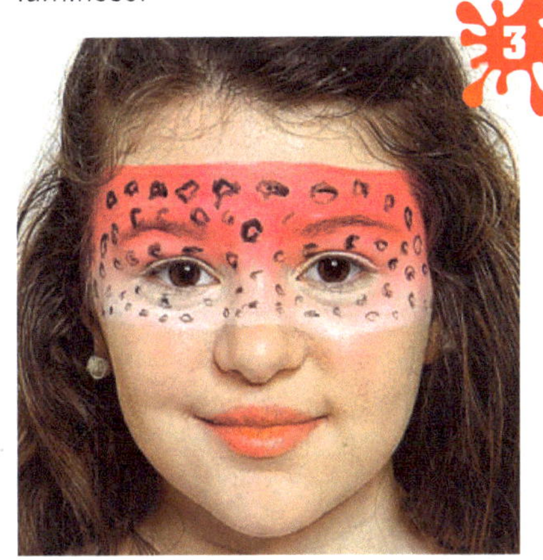

Realizar más manchas en la parte inferior del antifaz. Para darle un efecto más divertido, las manchas pueden ser de distintos tamaños. Completar con labial rosa y un toque de gibré.

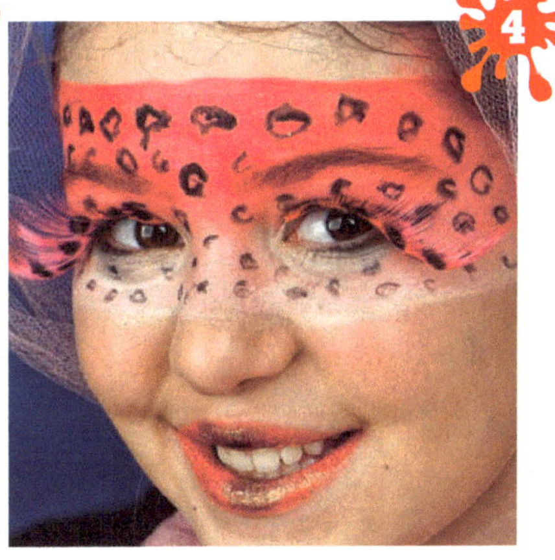

También se pueden colocar, opcionalmente, pestañas postizas. Para realzar la presencia del antifaz, con el pincel liner y los acuarelables blanco y rosa, delinear los límites.

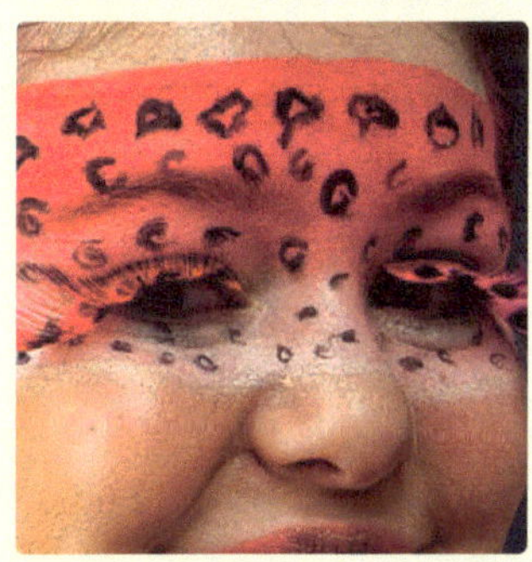

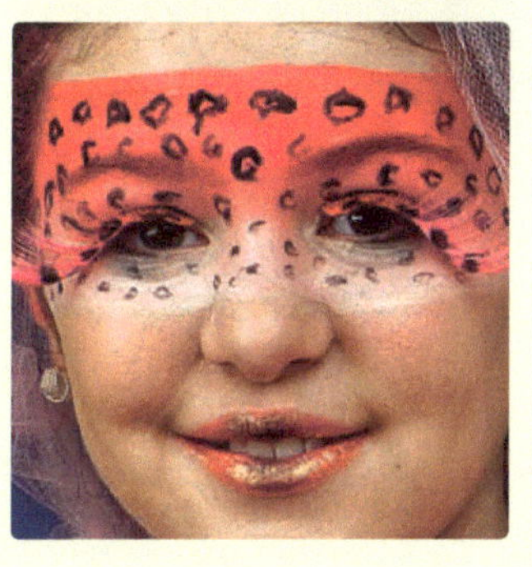

DETALLES

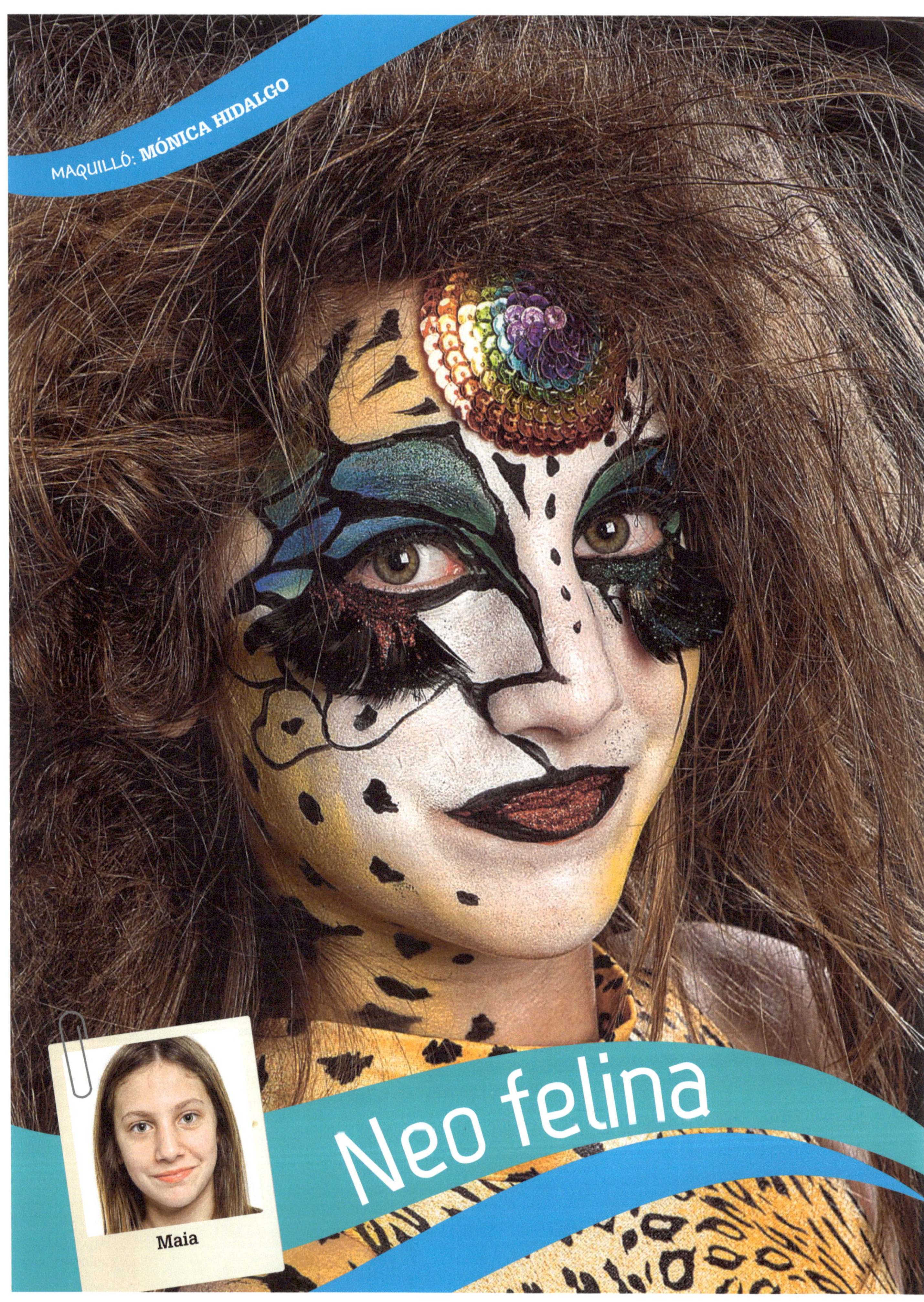

MAQUILLÓ: MÓNICA HIDALGO
Neo felina
Maia

MATERIALES

PINTURA
ACUARELABLES: BLANCO, AMARILLO, NARANJA Y ROJO
MAQUILLAJE LÍQUIDO NEGRO

PINCELES
LINER N° 1
REDONDO N° 3

ESPONJAS DE GOMAESPUMA
GLITTER DORADO
PESTAÑAS POSTIZAS
ACCESORIOS

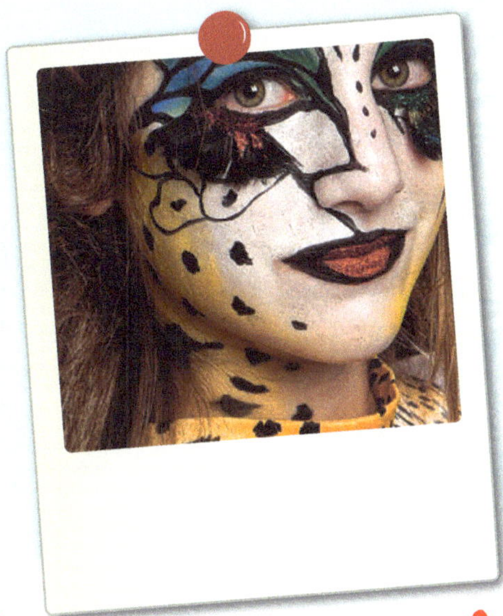

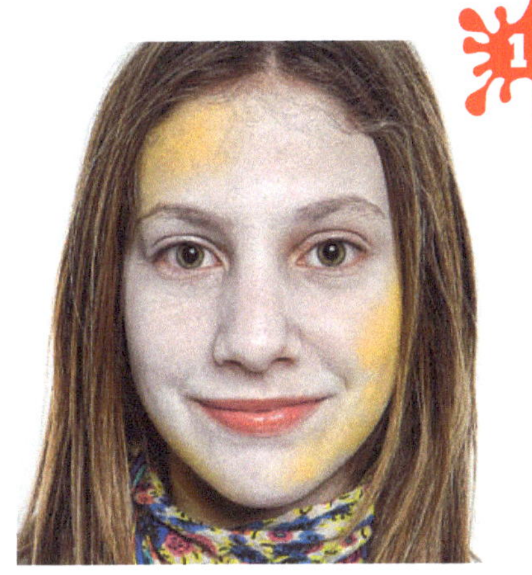

1

Con esponja previamente humedecida, aplicar acuarelable blanco a todo el rostro, a modo de base de maquillaje. Manchar, también con esponja, algunos sectores con amarillo.

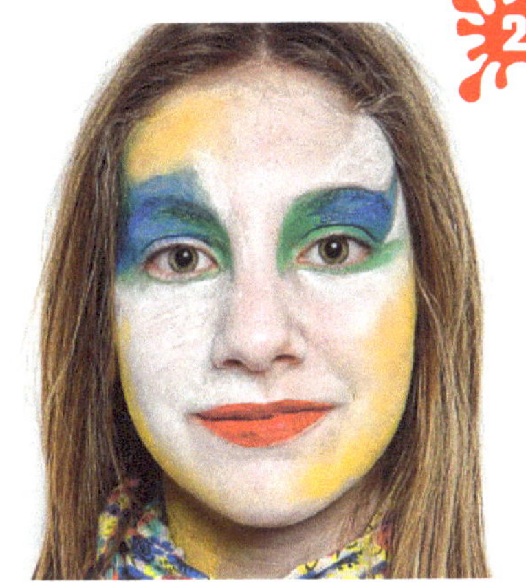

2

Con el pincel redondo, maquillar los ojos con azul y verde, tanto en el párpado superior como en el inferior. Es importante que ambos ojos NO queden iguales. En los labios, aplicamos acuarelable rojo.

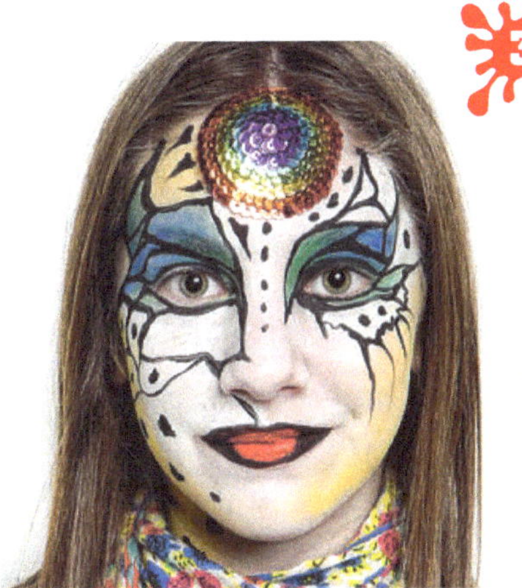

3

Con el maquillaje líquido negro y el pincel liner, delinear el contorno de las manchas, alrededor de los ojos y también dar forma a la nariz. Incorporar triangulitos y manchitas que simulen la piel de un felino. Sobre la frente, colocar un aplique a elección: strass grande o lentejuelas.

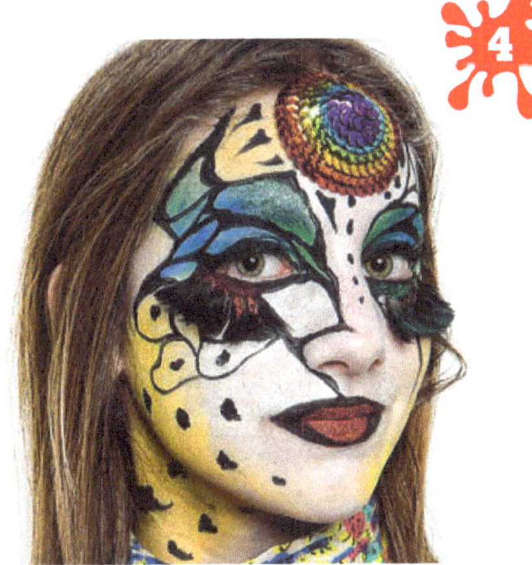

4

Aplicar las pestañas postizas fantasía en los párpados inferiores, al revés de su posición habitual.

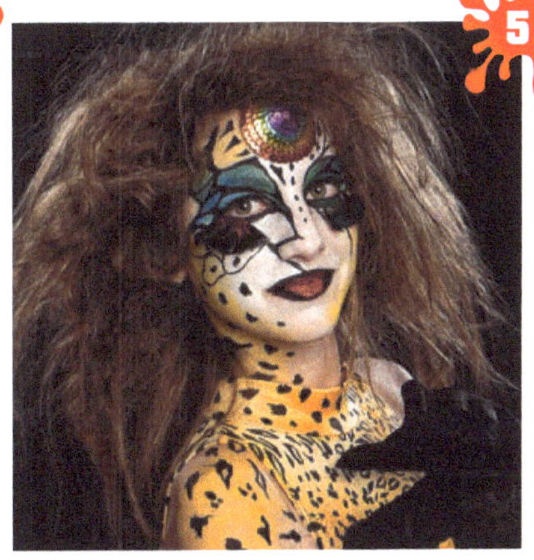

5

El look se completa batiendo el cabello y rociándolo con glitter dorado, guantes largos negros y alguna prenda animal print.

PARA LOGRAR EL ESTAMPADO ANIMAL SOBRE LA PIEL: FONDEAR CON ACURELABLE NARANJA Y HACER CON MAQUILLAJE LÍQUIDO NEGRO LAS MANCHAS BIEN DEFINIDAS.

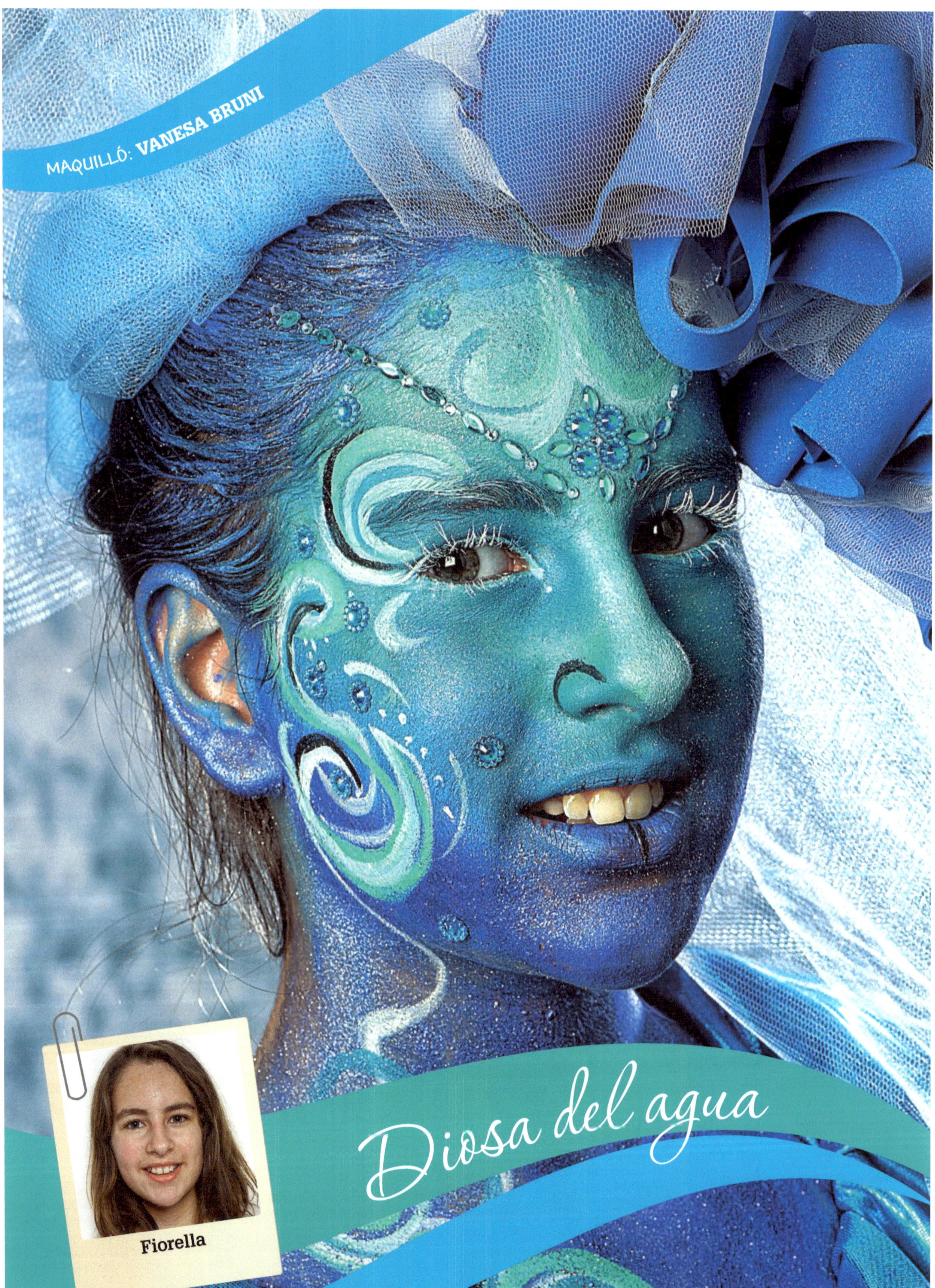

MAQUILLÓ: VANESA BRUNI
Diosa del agua
Fiorella

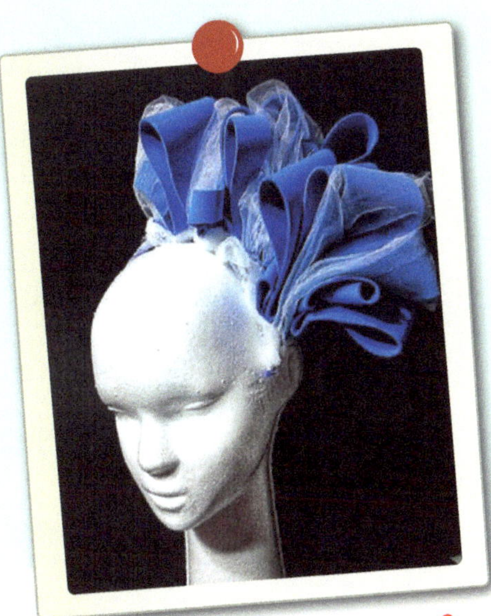

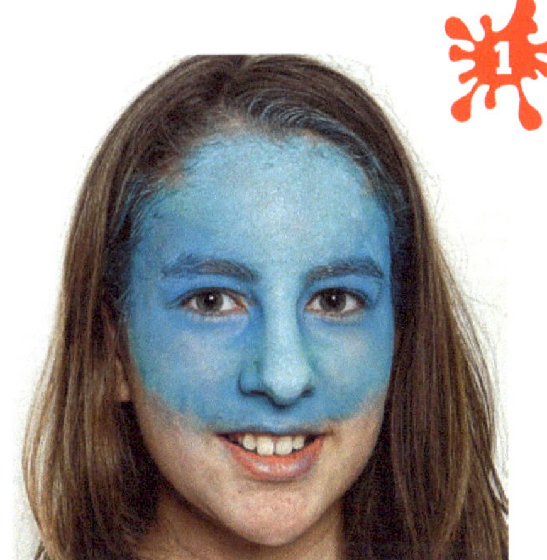

Con pintura acuarelable celeste y una esponja humedecida en agua, maquillar el rostro desde la frente hasta la línea de los pómulos, cuidando que quede bien parejo.

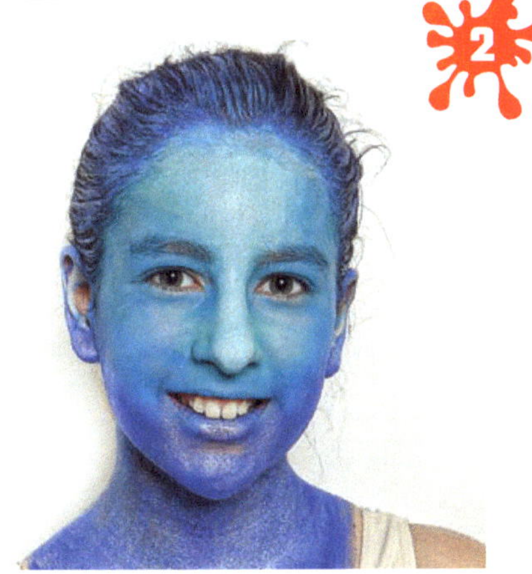

Con el maquillaje cremoso al agua azul brillante y el pincel chato, maquillar todo el perfilado del rostro, cuello y escote.

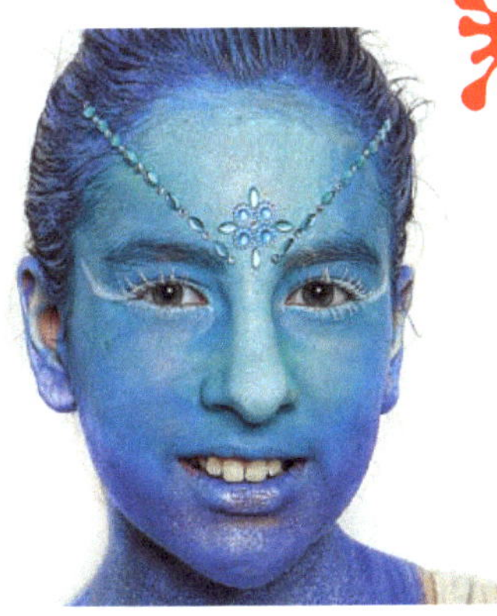

Con pincel liner N° 1 y acuarelable blanco, hacer un delineado fino en el párpado superior e inferior de los ojos para resaltarlos más. Colocar acuarelable blanco también en las pestañas. Luego, con pegamento artístico colocar los strasses formando sobre la frente una tiara y una corona.

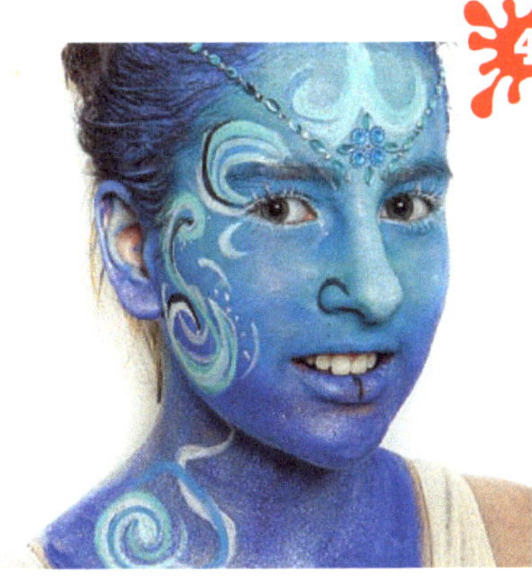

Con acuarelable blanco y el pincel chato N° 2 realizar, desde la sien hacia abajo, dibujos circulares que se cruzan como olas de mar. Con el liner N° 3 hacer un fileteado, integrando en degradé los colores celeste y azul. Dar tridimensión, reforzando con un delineado fino negro algunos sectores del fileteado.

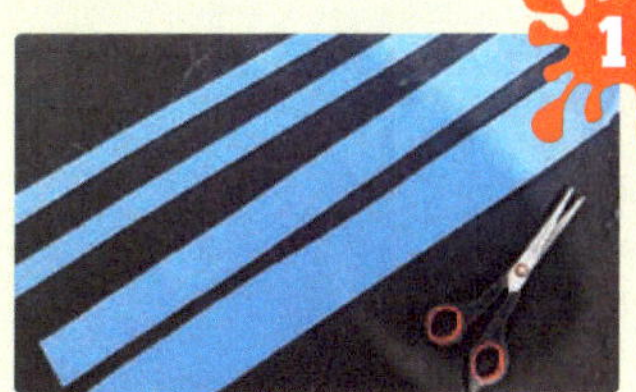

Cortar tiras de goma eva de diferentes anchos, por el largo de la plancha.

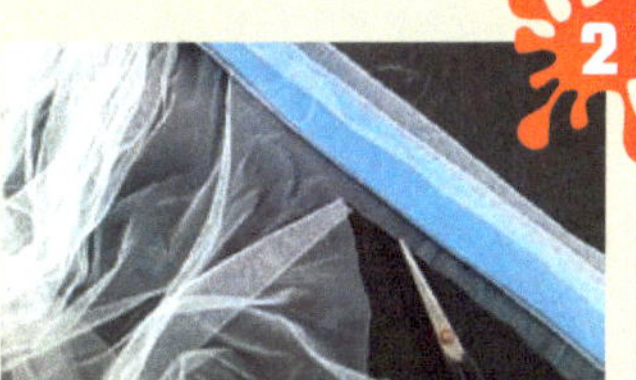

Cortar el tul del mismo largo que las tiras de goma eva, pero calculando el triple del ancho para poder envolverlas.

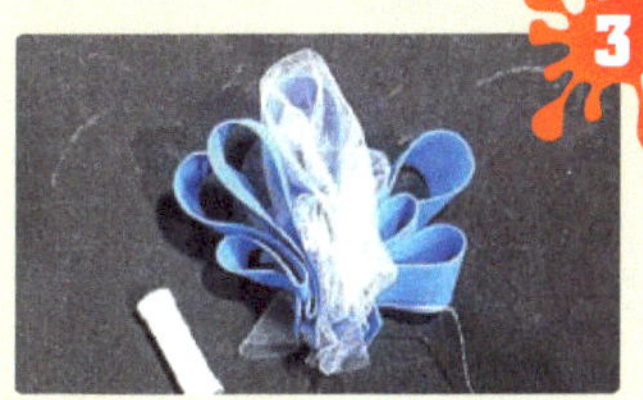

Unir las tiras formando ondas e intercalar algunas con tul y otras sin tul. Coserlas para mantenerlas fijas. Armar tres de estas ondulaciones.

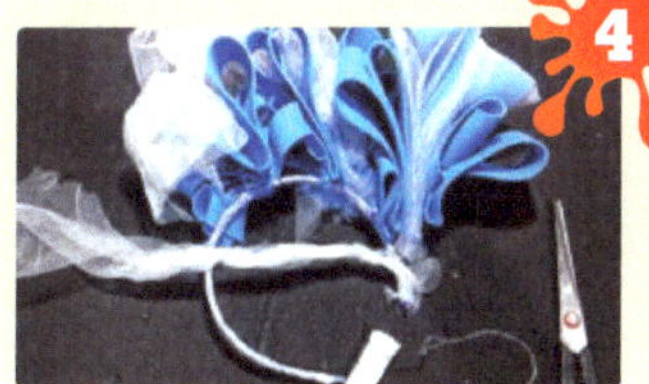

Forrar la vincha con tul. Coser a la misma las ondulaciones, una al lado de la otra, desde un extremo y hasta el centro. Finalmente, cortar una tira de tul de 6 cm de ancho por el largo de la mitad de la vincha, retorcerlo y coserlo sobre las ondulaciones, para disimular las costuras.

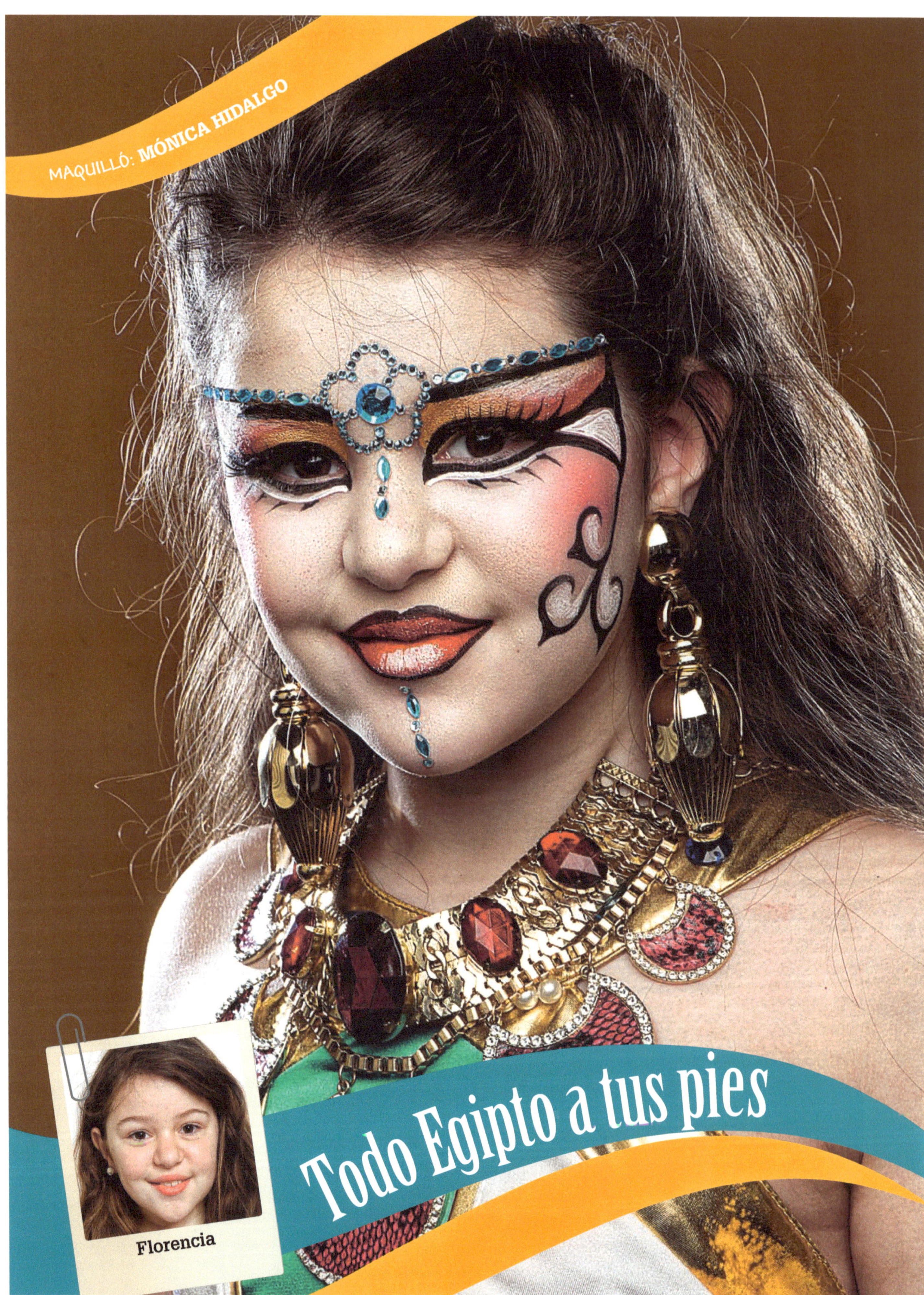

MAQUILLÓ: MÓNICA HIDALGO
Florencia
Todo Egipto a tus pies

PINTURA
ACUARELABLES: BEIGE CLARO, ROSA,
BLANCO, AMARILLO, NARANJA Y ROJO
MAQUILLAJE LÍQUIDO NEGRO

PINCELES
LINER N° 1
REDONDO N° 3

ESPONJAS DE GOMAESPUMA
STICKERS AUTOADHESIVOS
ACCESORIOS

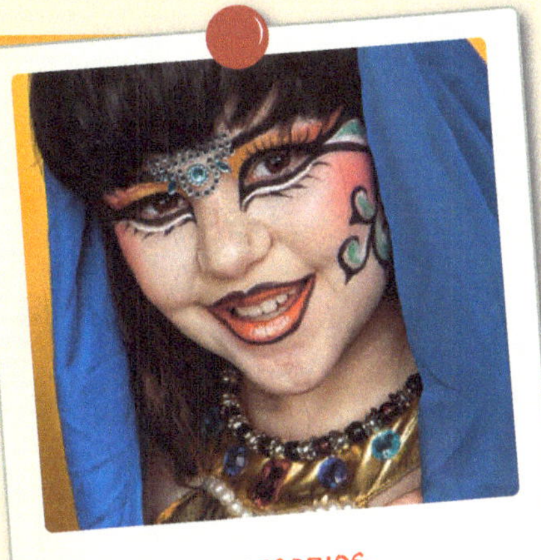

ACCESORIOS

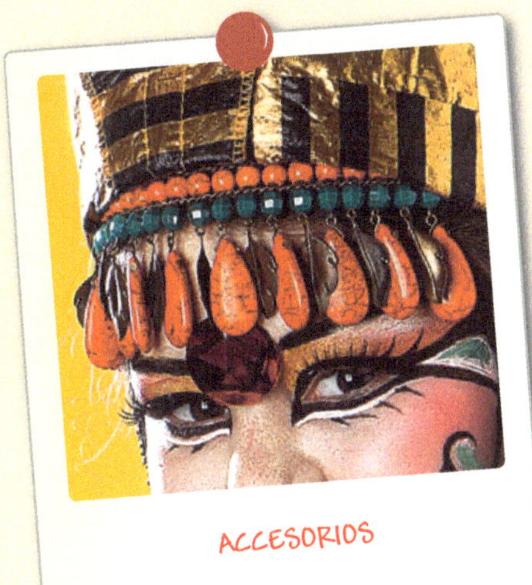

ACCESORIOS

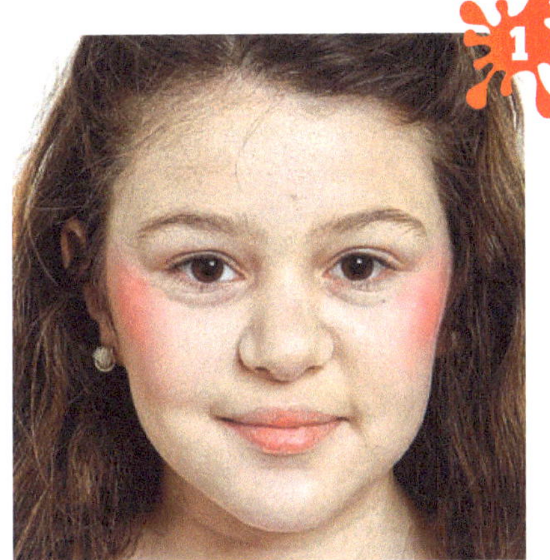

Con una esponja humedecida previamente, aplicar el color beige claro a todo el rostro, a modo de base de maquillaje. Es importante que quede bien parejo. Sobre los laterales del rostro y con la misma esponja, aplicar un tono rosado.

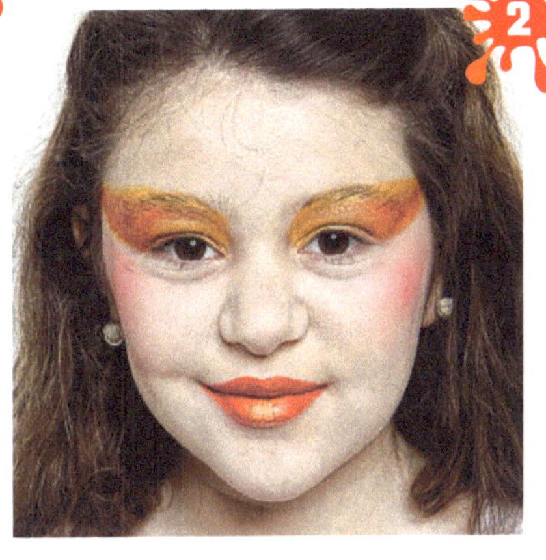

Dar sombra a los ojos, haciendo un degradé de tres colores: amarillo, naranja y rojo, aplicados desde el interior del párpado móvil casi hasta la sien, al final de la ceja. Utilizar el pincel redondo. Pintar los labios con acuarelable rojo.

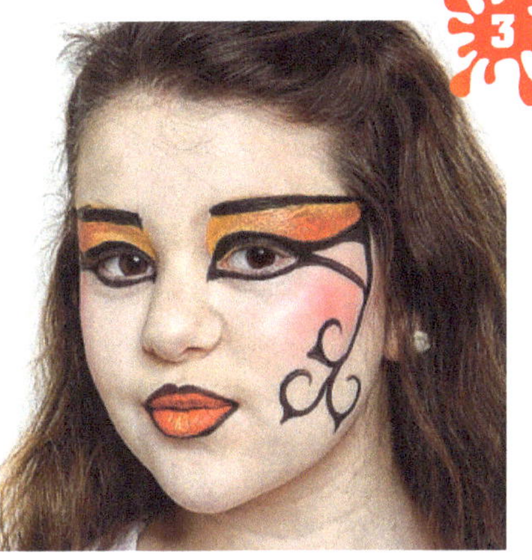

Con el liner y maquillaje líquido negro, delinear las cejas bien largas y los labios. Hacer lo mismo con los ojos, en el párpado superior y el inferior. Desde el ángulo externo del ojo, dibujar un triángulo con un adorno de líneas curvas sobre el pómulo. Dentro del triángulo lateral y en los arcos del adorno, maquillar con blanco.

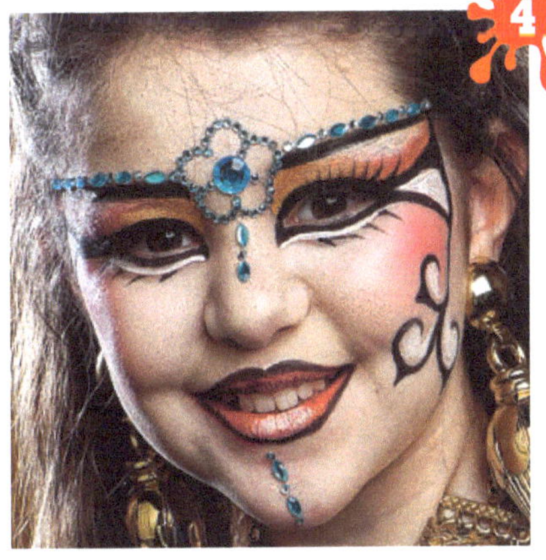

Aplicar, sobre la frente y mentón, una tiara autoadhesiva color turquesa. En el labio inferior, sobre el acuarelable rojo aplicar un toque de blanco, para darle luz.

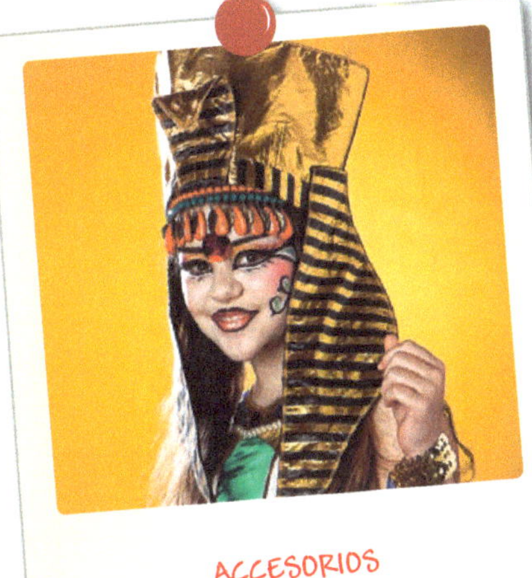

ACCESORIOS

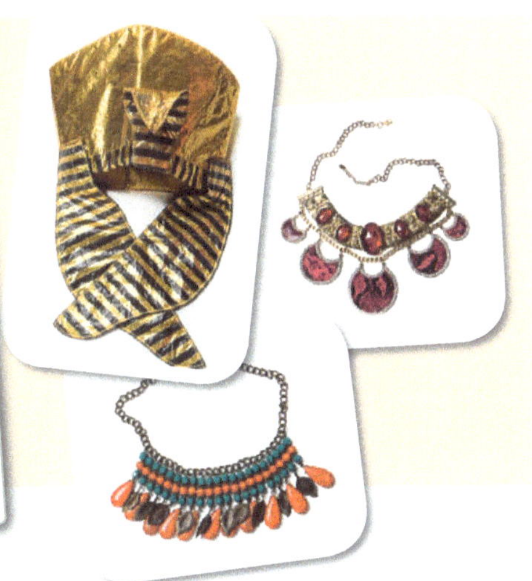

MAQUILLAJE PARA EVENTOS

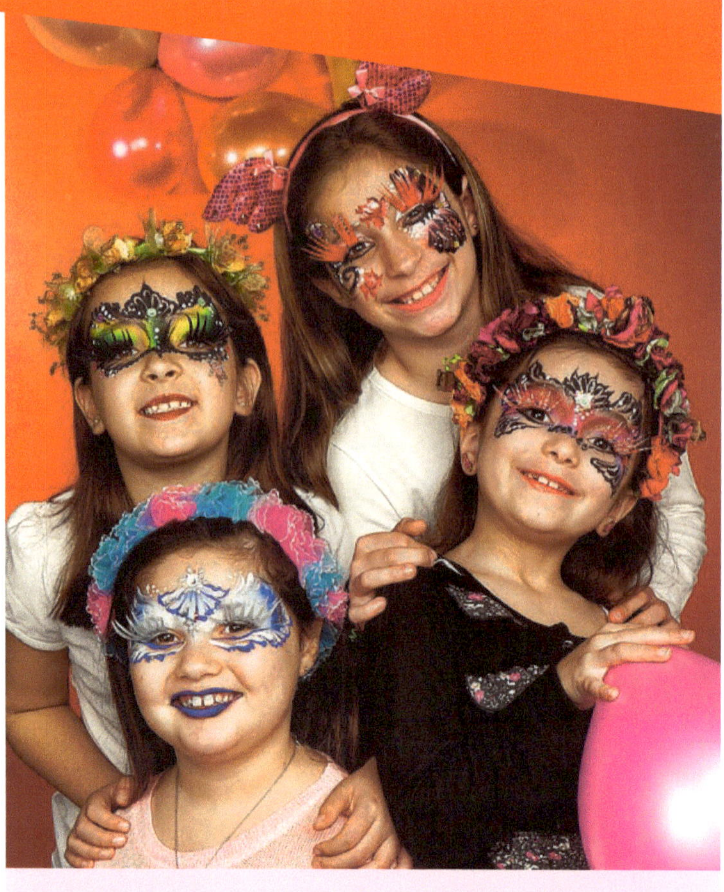

DURANTE UN EVENTO, ES FUNDAMENTAL AGILIZAR EL TRABAJO PARA QUE NADIE SE ABURRA DURANTE LA ESPERA. AQUÍ LES DAMOS ALGUNAS IDEAS PARA OPTIMIZAR EL TIEMPO Y LOGRAR EFECTOS NOVEDOSOS Y LLAMATIVOS.

MAQUILLAJES RÁPIDOS

Esponjas: serán aliadas indispensables, porque podemos cargarlas con varios colores y evitar algunos pasos. Para ello, debemos humedecer la esponja, aplicar sobre ella con pincel los colores que queremos dar y topicar sobre el rostro. Luego, para lograr definición, damos trazos simples con pincel redondo Nº 4 o Nº 5.

Iluminación: otro tip rápido para completar un maquillaje, es la técnica del escarchado, que consiste en hacer pequeños puntitos con la parte trasera del pincel y maquillaje blanco. Esto aporta luz ¡en instantes!

Accesorios: completan siempre el diseño strasses, pestañas postizas y otros accesorios que ¡ya llevamos preparados!

Para cuando queremos aplicar dos colores en menos tiempo, podemos recurrir a la técnica de trazo con doble carga de pincel. Para ello, necesitamos pincel chato Nº 10, maquillaje (en este caso azul, rojo y blanco) y la paleta mezcladora. Con el pincel doblemente cargado, podemos crear diseños bellísimos, como en estos paso a paso de rosa, hoja y mariposas sencillas.

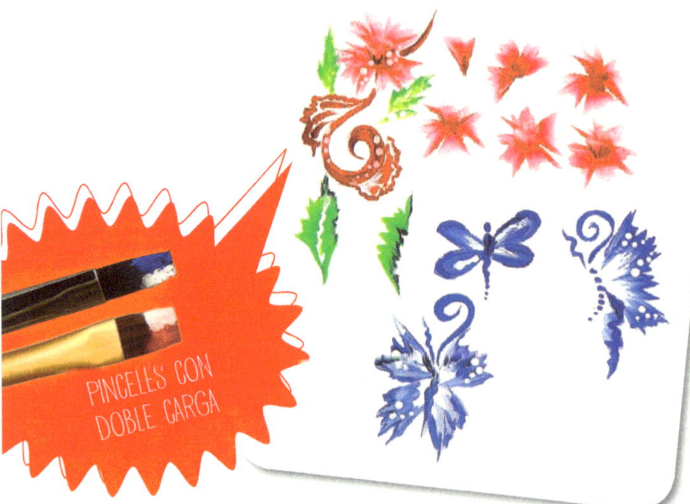

Líneas finas o arabescos
Para realizar líneas finas, tipo arabescos, recomendamos practicar sobre una hoja o la mano, y recordar que en estos casos, el pincel que debe usarse es el liner, cuidando siempre de apoyar sobre la punta del pincel y arrastrar sin apoyar toda la cerda, usando el dedo meñique de apoyo para facilitar la estabilidad del pulso.

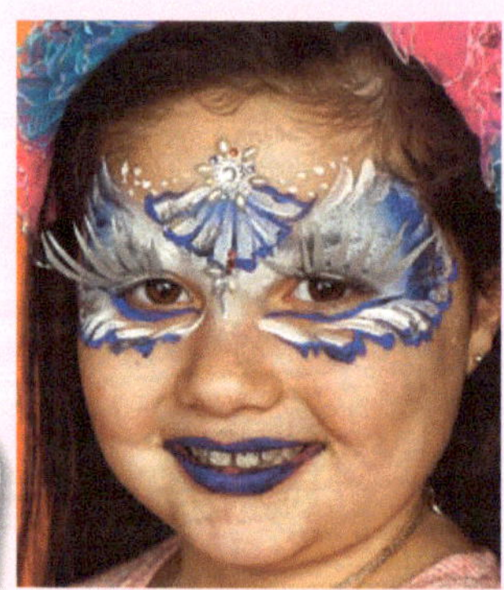
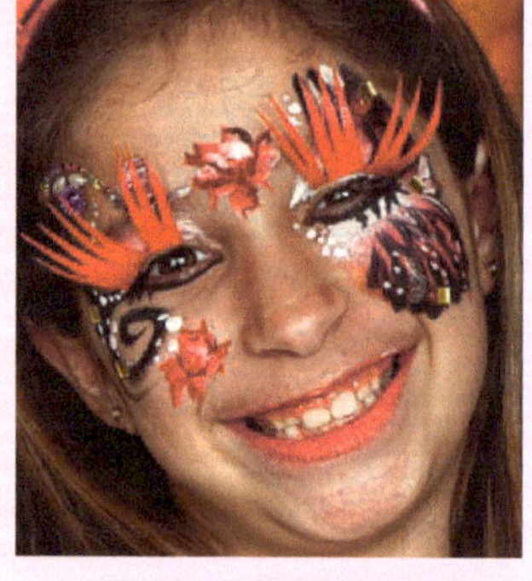
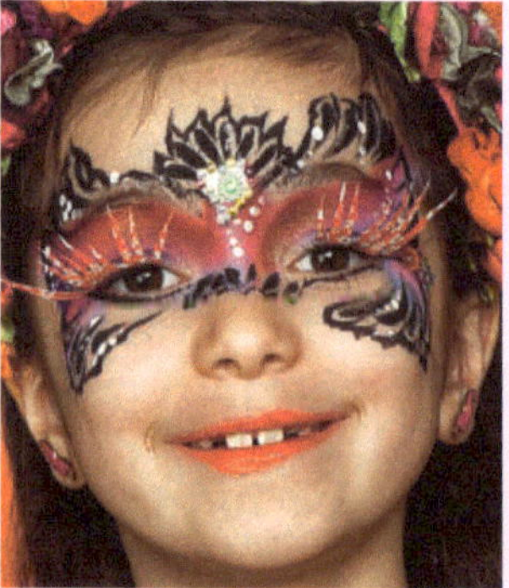
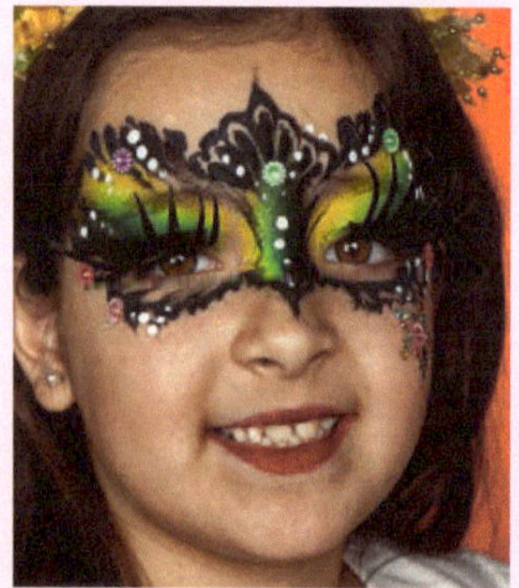

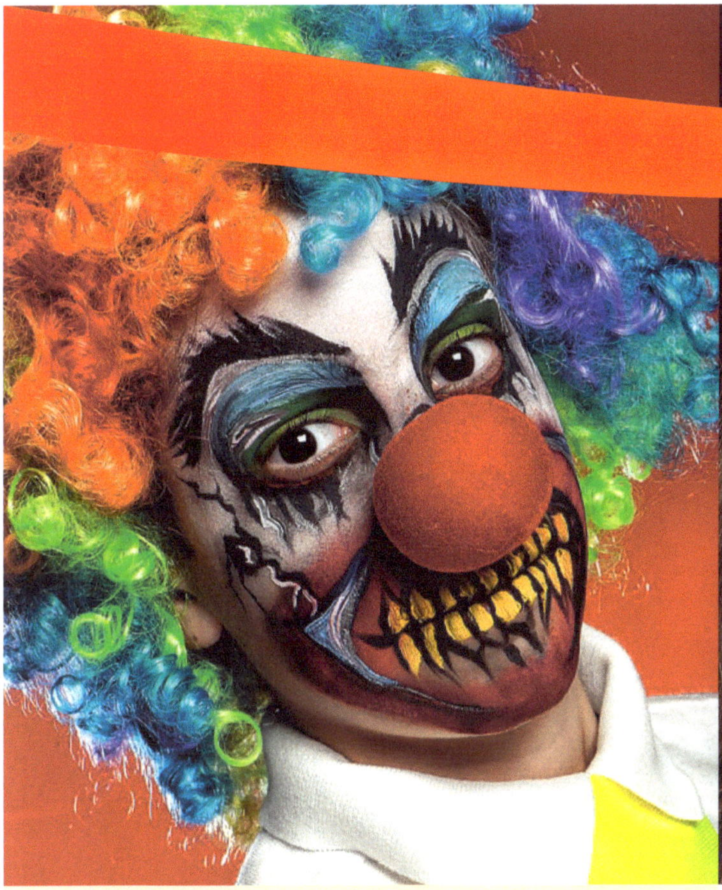

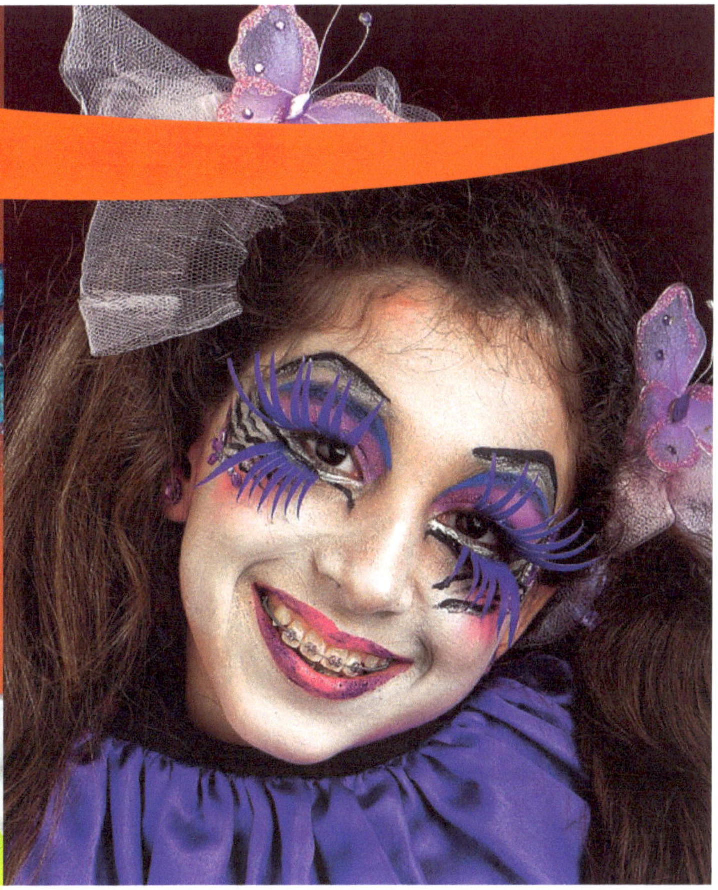

MODELOS DE CEJAS

❧ **Las cejas aportan personalidad al maquillaje y, una vez diseñadas, su forma nos expresa diferentes actitudes.**

Eso sí, es fundamental tener siempre en cuenta que las cejas de líneas redondeadas, hacen a las facciones de los personajes "buenos", como hadas, payasos, muñecas etc. Por su parte, las cejas rectas –y especialmente si son peludas– se aplicarán a personajes "malévolos", como brujas, payasos malditos, pierrots, diablos etc.

❧ **CÓMO HACER LAS CEJAS**

• Las cejas se pueden hacer en cartulina y pegarse con mastic.

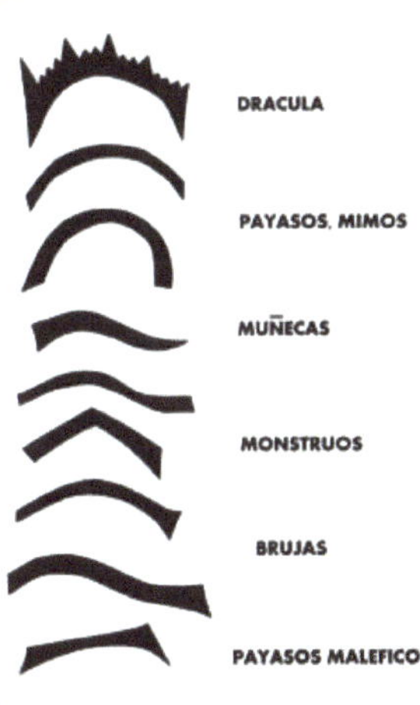

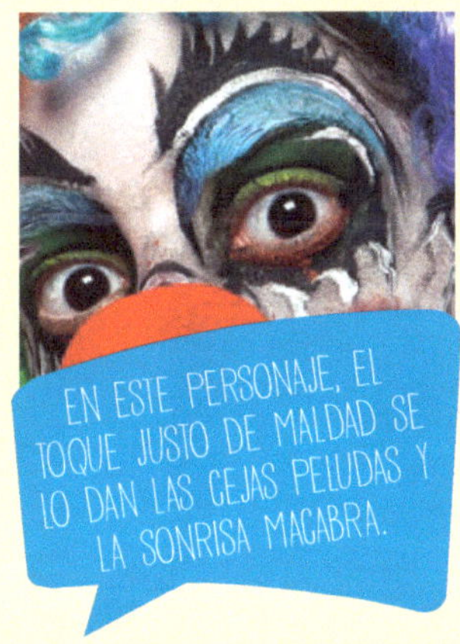

• Para acelerar el trabajo se pueden tener esténciles ya listos con los diseños. Éstos se dibujan sobre acetato, al que habrá que recortar con cúter o tijera de punta fina.

• O se pueden pintar a mano alzada con pincel redondo Nº 3.

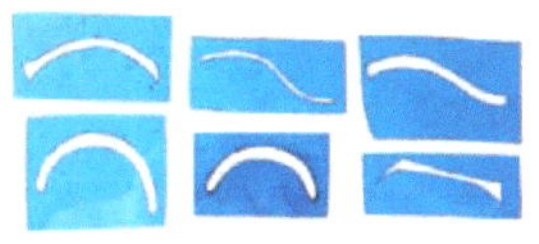

PESTAÑAS POSTIZAS

❧ **Dan profundidad, resaltan la mirada y lógicamente completan el look fantasía de casi todos los disfraces.**

Son fáciles de hacer y muy económicas.

Se necesita: tijera, lápiz, cartulina o papeles (flexibles) de colores.

1. Recortar un cuadrado de no más de 4 cm de lado y marcar un trapecio como muestra la imagen.

2. Recortar, marcar en la figura un zigzag en la parte inferior y recortar la parte superior simulando las pestañitas.

3. El último paso es curvar la pieza utilizando la cola de un pincel o lápiz y hacer presión en forma curva hacia arriba. Ya estarán listas para aplicar con mastic.

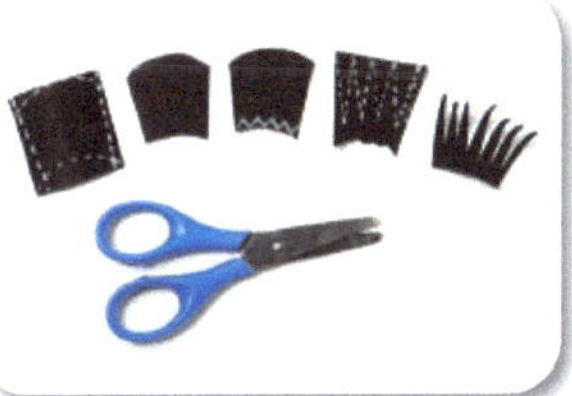

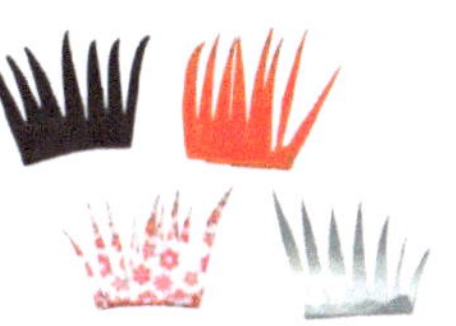

Este estilo de maquillaje de muñeca es ideal para un personaje teatral o a una muñeca mimo, por la exageración de sus facciones y por el rostro con base blanca. También podría parecerse a una muñeca de porcelana.

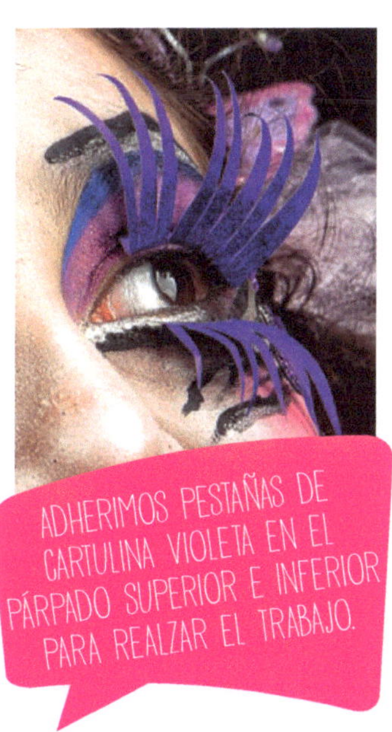

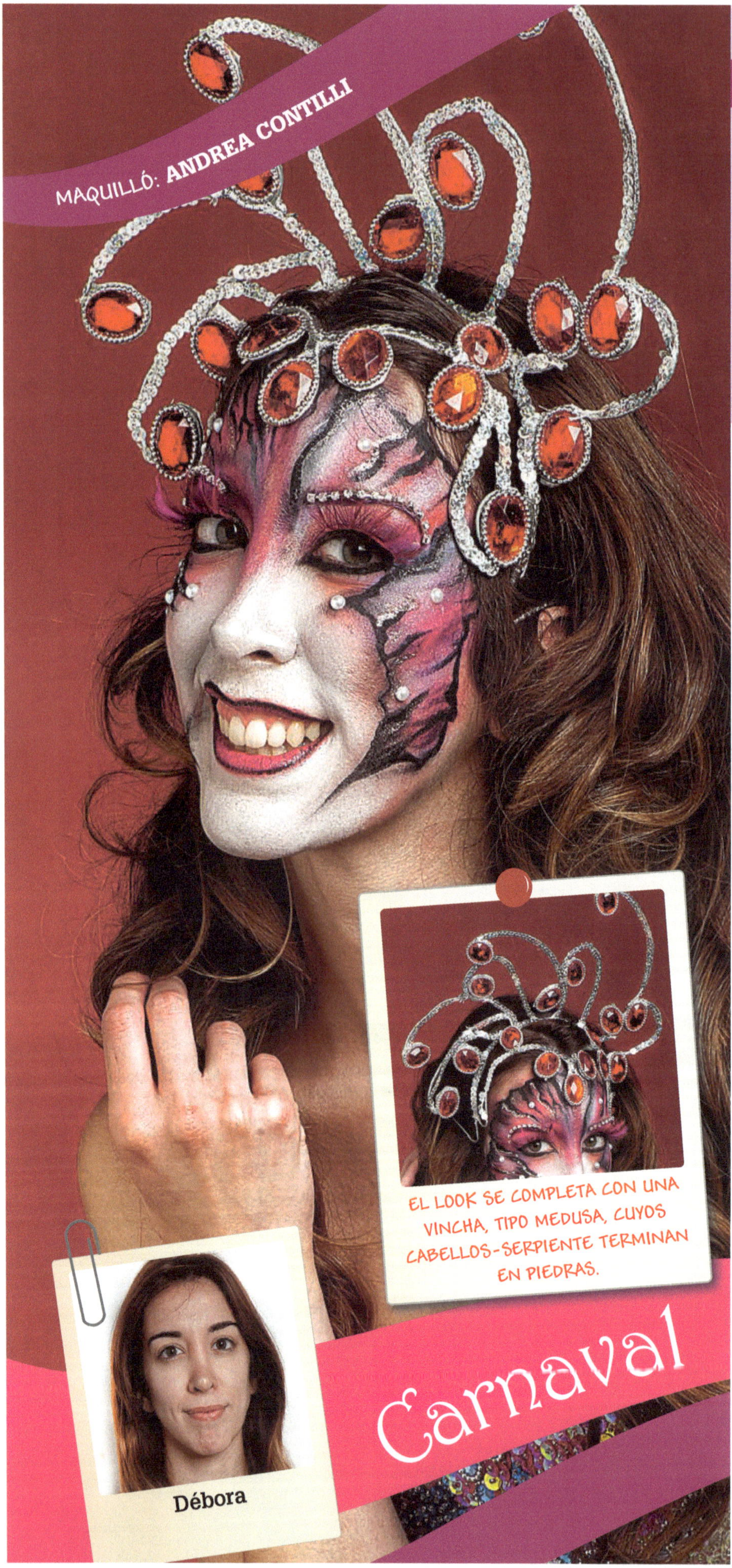

MATERIALES

PINTURA
ACUARELABLE BLANCO, ROSA, ROJO Y AZUL
MAQUILLAJE LÍQUIDO NEGRO Y METALIZADO PLATA
SOMBRA NEGRA –OPCIONAL–

PINCELES
LINER N° 00
REDONDO N° 3

TIRA DE STRASSES, MEDIAS PERLAS, PEGAMENTO, GIBRÉ, PESTAÑAS POSTIZAS, VINCHA

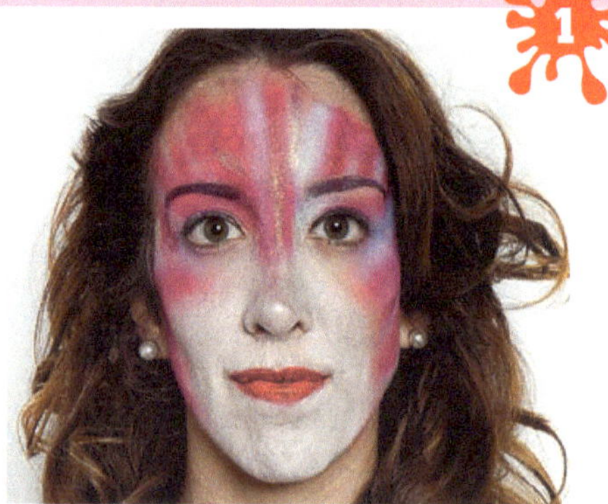

Realizar, con esponja húmeda y maquillaje acuarelable blanco, la base del trabajo. Luego con otra esponja a la que le aplicaremos acuarelable blanco, rosa, rojo y azul dispuestos como un arcoíris, maquillar la parte superior del rostro (frente y mejillas). Los labios, pintarlos con una mezcla de rosa y rojo más un toque de gibré rosa.

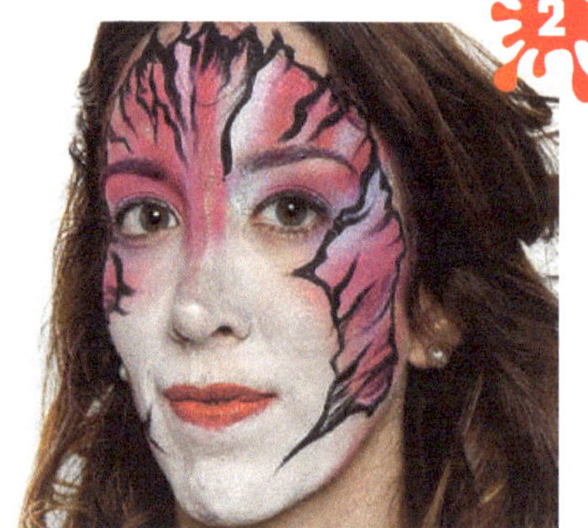

Definir el diseño con finas líneas, pincel redondo y maquillaje líquido negro, como se ve en la foto. Delinear los ojos con el pincel liner 00 y el maquillaje líquido negro.
Realizar finos hilos con el pincel liner y el líquido plata más brillo para realzar el trabajo. Aplicar sobre las cejas la tira de strasses, adherir pestañas postizas –opcional– plumas y perlas.

www.ingramcontent.com/pod-product-compliance
Lightning Source LLC
Chambersburg PA
CBHW040054240726
48664CB00004B/1190